CONQUISTAR EL
DOLOR

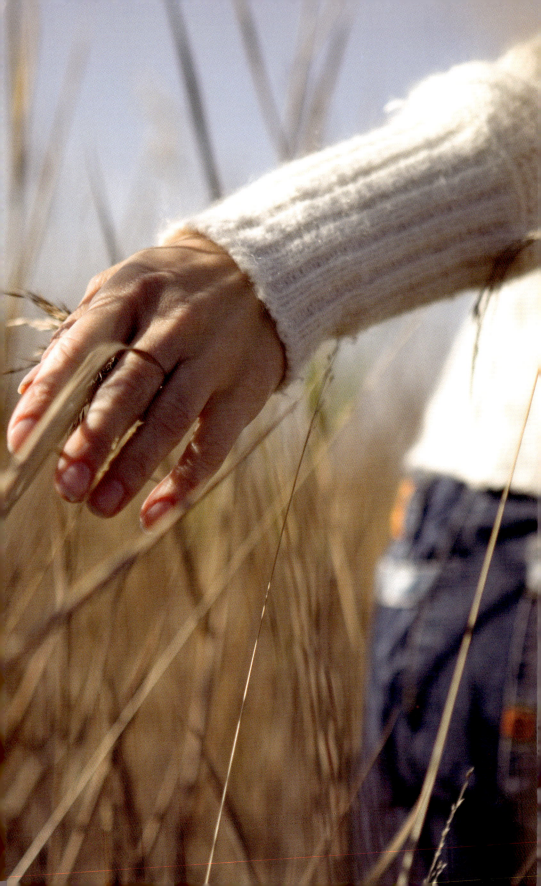

CONQUISTAR EL
DOLOR

SOLUCIONES PARA ROMPER EL CÍRCULO DEL DOLOR Y RECUPERAR EL CONTROL DE SU VIDA

BLUME

LEON CHAITOW

BLUME

Título original:
You Can Conquer Pain

Diseño:
Clare Thorpe

Traducción:
Cristina Rodríguez Fischer
Maite Rodríguez Fischer

Revisión de la edición en lengua española:
Margarita Gutiérrez Manuel
Médico homeópata

Coordinación de la edición en lengua española:
Cristina Rodríguez Fischer

Primera edición en lengua española 2013

© 2013 Naturart, S.A. Editado por Blume
Av. Mare de Déu de Lorda, 20
08034 Barcelona
Tel. 93 205 40 00 Fax 93 205 14 41
e-mail: info@blume.net
© 2012 Duncan Baird Publishers, Londres
© 2012 del texto Leon Chaitow

I.S.B.N.: 978-84-8076-999-0

Impreso en Singapur

WWW.BLUME.NET

Preservamos el medio ambiente. En la producción de nuestros libros procuramos, con el máximo empeño, cumplir con los requisitos medioambientales que promueven la conservación y el uso responsable de los bosques, en especial de los bosques primarios. Asimismo, en nuestra preocupación por el planeta, intentamos emplear al máximo materiales reciclados, y solicitamos a nuestros proveedores que usen materiales de manufactura cuya fabricación esté libre de cloro elemental (ECF) o de metales pesados, entre otros.

Nota del editor
Este libro no es un sustituto del tratamiento y del consejo médico profesional. El editor y el autor no pueden asumir ninguna responsabilidad con respecto a cualquier daño que pueda producirse como resultado de cualquiera de los métodos terapéuticos que se presentan en este libro. Si sufre una enfermedad y no está seguro de si alguno de los métodos terapéuticos de este libro es adecuado para usted, o si está embarazada, es preferible que consulte a su médico. Los aceites esenciales deben diluirse en un aceite base antes de su utilización. No deben consumirse y sólo deben aplicarse en adultos.

Dedico este libro a mi mujer, Alkmini,
con amor y agradecimiento

Contenido

Introducción

El dolor es una experiencia inevitable y universal: nos afecta a todos en algún momento. Por supuesto, el que experimentamos más a menudo es agudo pero pasajero y breve, un acontecimiento autolimitado. Un corte, una picadura, incluso una fractura: todos están relacionados con los mecanismos de recuperación de nuestro organismo.

El dolor crónico pertenece a otra dimensión, y puede experimentarse como una cadena perpetua apabullante. Hemos de recordar que la autorregulación de nuestro organismo (técnicamente denominada *homeostasis*) también funciona de un modo constante en casos crónicos, del mismo modo que lo hace en los agudos. De hecho, algunos de los mecanismos de reparación del cuerpo (como la inflamación) son por sí mismos una fuente de dolor, incluso cuando ayudan a curar. Esto destaca uno de los puntos en los que este libro intenta poner énfasis: cuanto más comprenda las causas y los mecanismos que producen dolor, más capaz será de modificarlos o eliminarlos.

El dolor crónico puede concebirse como una carga o como un reto. El modo en que haga frente a él depende, en gran medida, de usted. Otro de los objetivos fundamentales de este libro es mostrarle las formas de enfocar el dolor de un modo positivo, para permitirle llevar una vida tan normal como sea posible. Un mensaje clave a tal fin es: «El dolor no siempre significa daño». En otras palabras, incluso si lo sufre, intente seguir una vida normal (camine, trabaje, ocúpese del jardín, etcétera), a menos que le hayan indicado específicamente que evite determinadas actividades. Utilizar el dolor como una excusa para dejar de llevar a cabo los trabajos cotidianos conduce a una espiral de inactividad, un aumento de la incapacidad y una pérdida de la confianza en uno mismo.

Un primer paso importante para evitar esa tendencia consiste en aprender lo máximo que pueda de él. Si comprende el motivo de su dolor y es consciente de las posibilidades de recuperación, podrá hacer frente a la situación de un modo mucho más positivo que si no entiende los procesos y sufre ansiedad e impotencia, las cuales aumentan el dolor.

Al haber trabajado como osteópata en consultas privadas y públicas, tanto en el Reino Unido como el en sudeste de Europa, me he sentido fascinado al observar las diferencias entre las habilidades de los pacientes para sobrellevar el dolor. Gran parte de mi trabajo se ha desarrollado con personas que sufren un dolor considerable, y a menudo permanente, al padecer artritis o fibromialgia. Una conclusión a la que he podido llegar, basada también en la investigación médica, es que conocer a fondo la enfermedad a menudo ayuda a la persona que sufre un dolor tanto como cualquier tratamiento. Conocer es poder, y comprender el dolor le proporcionará poder sobre él.

Una de mis motivaciones para escribir este libro ha sido llevar a un público amplio la máxima información posible sobre el dolor, basándome en investigaciones actuales (así como en métodos tradicionales eficaces) y mostrar lo que podemos hacer por nosotros mismos para recuperarnos del dolor, o para sobrellevarlo. La enorme serie de causas, tipos e intensidades de dolor, y las formas en que éste puede modificarse, bloquearse, aliviarse o eliminarse está más allá de las posibilidades de cualquier libro. Lo que sí se puede hacer es transmitir la esencia del dolor y proporcionar el conocimiento que le permitirá hacer frente de un modo más apropiado a los inevitables períodos en que aparezca éste. En lugar de afirmar «sin dolor no hay ganancia», este libro pretende convencerle de que con «más información sufrirá menos dolor».

Leon Chaitow D.O.
www.leonchaitow.com

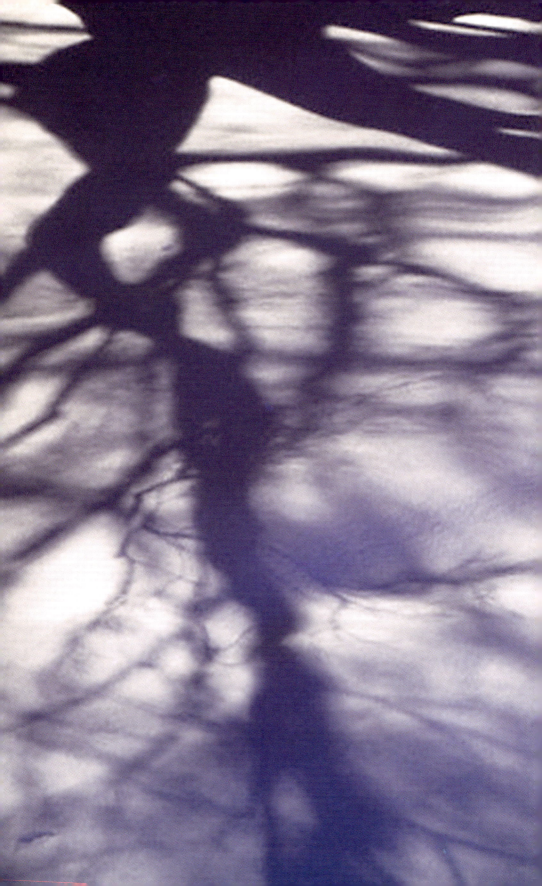

Comprender el dolor

De todos los síntomas, el dolor es uno de los que con más probabilidad le llevarán a la consulta médica. El dolor agudo es una advertencia, una señal de protección que alerta a los mecanismos de defensa y de autorregulación de su organismo en los que el cerebro percibe un peligro. Sin el dolor agudo, no retiraría la mano del fuego, ni se protegería de otras fuentes potenciales de dolor. Cuando suena una alarma contra incendios, lo más urgente es localizar el fuego y no desconectar la alarma. Pero cuando el dolor es crónico, como suele ocurrir, las causas raramente resultan obvias.

Comprender el modo en que se desarrolla el dolor crónico y cómo puede modificarse son los objetivos fundamentales de este libro. Si, como sabemos, «el dolor se halla en el cerebro», resulta importante recordar que lo que «sentimos», con todo el significado de la palabra, depende de cómo el cerebro interpreta y da sentido a los numerosos mensajes que recibe, incluidos los de dolor. Podemos aprender de la mayor parte del dolor crónico, y ser capaces de ignorarlo con seguridad, o hacerle frente y tratarlo con éxito de diversas maneras. En este libro se analizan todas estas opciones.

¿Qué es el dolor?

Comprender la fisiología del dolor cambia la opinión que las personas tienen sobre él, reduce su valor amenazante y mejora su gestión.
David Butler y Lorimer Moseley, *Explain Pain*[1]

Inicialmente, el dolor es el mensajero de una dificultad, un peligro o un daño, una llamada para proteger la zona que causa dolor, la cual es interpretada por el cerebro como «dolor».

Algo ocurre para estimular o irritar unas pequeñas estructuras nerviosas denominadas *nociceptores* (o receptores del dolor): una posible inflamación, irritación química, calor o un acontecimiento mecánico, como presión, extensión, corte o desgarro. Los mensajes de dolor resultantes viajan al cerebro a través de los nervios mielinizados, que transportan los impulsos rápidamente (a 20 m por segundo), y los no mielinizados, que los transportan a 2 m por segundo.

Los nociceptores se hallan en la mayoría de los tejidos del cuerpo, en más cantidad en las zonas donde tenemos mayor sensibilidad. Cada nociceptor posee un umbral que deberá excederse antes de que llegue al cerebro el mensaje de que existe un problema. Este umbral varía enormemente; existen ciertos factores que determinan lo que el indi-

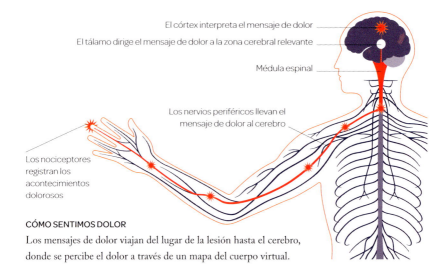

El córtex interpreta el mensaje de dolor

El tálamo dirige el mensaje de dolor a la zona cerebral relevante

Médula espinal

Los nervios periféricos llevan el mensaje de dolor al cerebro

Los nociceptores registran los acontecimientos dolorosos

CÓMO SENTIMOS DOLOR
Los mensajes de dolor viajan del lugar de la lesión hasta el cerebro, donde se percibe el dolor a través de un mapa del cuerpo virtual.

viduo «siente» y cómo interpreta esa sensación. Otro de los motivos importantes de las variaciones en este umbral es un proceso denominado *sensibilización*, el cual se explica más adelante en el libro (*véanse* páginas 20-22).

A pesar de que, por lo general, los mensajes de alarma que recibimos como dolor tienen su origen en el lugar que duele, no es la zona donde en realidad lo percibimos. De hecho, el dolor se siente en el cerebro, a través del mapa del cuerpo virtual (*homúnculo*) que reside en él. Si esto le parece extraño, considere los numerosos individuos con miembros amputados que perciben un dolor «fantasma» en la extremidad perdida, mucho tiempo después de que ésta haya sido amputada. Asimismo, tenga en cuenta que incluso algún tipo de dolor no se origina allí donde se percibe. Los mensajes de dolor focalizados en alguna región corporal, y que viajan a lo largo de los nervios hasta la médula espinal, y de allí al cerebro, pueden variar su ruta, de modo que el dolor se perciba en otro punto. Esto se conoce como dolor reflejo o referido (*véanse* páginas 18-19). Por ejemplo, el dolor de la angina de pecho se percibe en el brazo izquierdo (y otras zonas), pero se deriva de las dificultades del músculo cardíaco.

El dolor puede ser agudo o crónico. El primero deriva de una afección que lleva rápidamente a una crisis, como un esguince de tobillo, mientras que el crónico es más duradero y más profundo, por ejemplo, el dolor de espalda como resultado de una mala postura mantenida durante un largo período de tiempo.

El modo en que experimentamos la mayor parte del dolor se ve afectado no solamente por los procesos físicos que lo causan, sino también por nuestra reacción intelectual y emocional hacia él. En gran medida depende del «significado» que le demos al dolor, el cual tendemos a procesar a través de nuestras experiencias personales y de nuestras expectativas. Utilicemos, nuevamente, el ejemplo del dolor causado por la angina de pecho, que es parecido a un dolor en el brazo provocado por los músculos hipersensibles situados en la parte anterior del cuello (los escalenos). Su actitud frente al dolor sería muy diferente si pensara que se trata de un problema muscular del cuello que si se origina a causa de un problema cardíaco. Lo que el dolor significa para nosotros, y las circunstancias de las cuales emerge pueden afectar de un modo radical a su percepción potencial. Si comprendemos sus motivos, es más posible que reaccionemos de un modo constructivo.

Medir el dolor

El dolor es una experiencia personal, tan difícil de medir y expresar como el hambre o la sed, la felicidad o la tristeza. Uno no puede decir exactamente *cuánto* dolor siente, tan sólo valorar si, por ejemplo, es ligero, moderado, severo o agónico. Sin embargo, su propia concepción de lo que es un «dolor agónico» puede ser muy diferente de lo que lo es para otra persona. Puede utilizar la línea graduada que se muestra en la parte inferior a modo de plantilla en un «diario del dolor», en el cual tendrá la posibilidad de registrar los aspectos de su experiencia dolorosa (*véanse* páginas 35-37). Al marcar su nivel de dolor a diario sobre una escala de este tipo, podrá comprobar la manera en que varía su dolor con el tiempo, quizá en respuesta a diversos tratamientos o cambios en sus hábitos (como el ejercicio o la dieta).

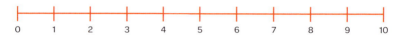

0   1   2   3   4   5   6   7   8   9   10

HAGA UNA MARCA EN EL NIVEL DE DOLOR QUE SIENTE AHORA MISMO:
0 = ningún dolor; 3 = dolor ligero; 5 = dolor moderado, tolerable;
7 = dolor severo, aunque tolerable; 10 = dolor agónico, intolerable

A veces el dolor puede resultar útil. Si sufre una lesión en el brazo, sabrá por qué motivo le duele. Unos días más tarde, es posible que la zona lesionada todavía se muestre enrojecida y sensible debido al proceso inflamatorio, sin el cual los tejidos no podrían recuperarse (*véanse* páginas 30-31). Estos tejidos en proceso de recuperación deben tratarse con cuidado, de modo que se puedan reconstruir de una forma adecuada.

Sin embargo, en ocasiones, la causa del dolor puede no estar tan clara. En algunos casos, la causa original del dolor puede haber desaparecido hace tiempo, pero sus efectos continúan presentes en forma de molestia constante, o incluso peor. Esto ocurre en los casos de culebrilla (herpes zóster), en los que el dolor ardiente puede continuar durante muchos años, sin que le sirva de advertencia. Si no sabe el motivo por el que algo le duele, debe averiguarlo.

La experiencia del dolor

Lo que pensamos sobre el dolor, el significado que le damos y las emociones vinculadas a él (como los miedos infundados, la ansiedad o la aprehensión) tienen un importante efecto sobre nuestra experiencia con respecto al dolor. Reconocer que éste es tanto un proceso de estímulo-respuesta como una experiencia psicológica y emocional nos puede ayudar a gestionarlo de un modo más eficaz.

Las personas pueden aprender a convivir con un dolor severo si se lo proponen o si las circunstancias en las que ocurre éste les obligan a que lo ignoren. Por ejemplo, somos más tolerantes frente a un dolor productivo (como el relacionado con el parto o una cirugía para mejorar la calidad de vida) que a uno producido por un accidente. Si tenemos dificultad en asumir el dolor, estamos en riesgo de desarrollar una «conducta de dolor» (*véase* también recuadro, página 48). Esto supone un exceso de compensación, es decir, evitamos llevar a cabo tareas cotidianas tales como vestirnos o preparar las comidas, o bien las realizamos de un modo más lento y con un cuidado innecesario.

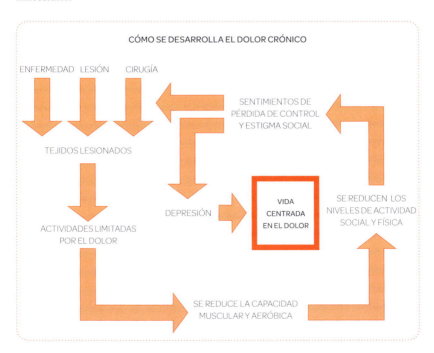

CÓMO SE DESARROLLA EL DOLOR CRÓNICO

ENFERMEDAD   LESIÓN   CIRUGÍA

SENTIMIENTOS DE PÉRDIDA DE CONTROL Y ESTIGMA SOCIAL

TEJIDOS LESIONADOS

VIDA CENTRADA EN EL DOLOR

SE REDUCEN LOS NIVELES DE ACTIVIDAD SOCIAL Y FÍSICA

DEPRESIÓN

ACTIVIDADES LIMITADAS POR EL DOLOR

SE REDUCE LA CAPACIDAD MUSCULAR Y AERÓBICA

Otro factor que parece ejercer influencia en el modo de responder al dolor (incluso al dolor extremo) es el trasfondo cultural. Las investigaciones demuestran que las personas de diferentes culturas responden, con frecuencia, a la misma cantidad de dolor de modos muy distintos.

El trabajo de los doctores Ronald Melzack y Patrick D. Wall (quizá los líderes mundiales en cuanto a investigación sobre el dolor) muestra que cuando se administran descargas eléctricas en diferentes partes sensibles del cuerpo, el nivel al que empiezan a ser consideradas «intolerables» varía enormemente en función del trasfondo cultural de los individuos que de manera voluntaria participan en el estudio. En un caso, por ejemplo, los voluntarios nepaleses aseguraron haber sufrido un dolor severo en un nivel mucho más elevado de descarga eléctrica que los voluntarios europeos.

En otro de sus experimentos, Melzack y Wall demostraron que las personas podían aprender a incrementar su tolerancia al dolor al mantener una de sus manos en agua helada, si se les decía que otra persona había sido capaz de conservar la mano en el agua durante más tiempo que ellas. Este tipo de investigación sugiere que poseemos habilidades que alteran nuestra tolerancia al dolor a través del poder de la sugestión, lo cual tiene implicaciones en cuanto a cómo podemos mejorar nuestra gestión del dolor.

La investigación también implica que el género y el «tipo de personalidad» pueden tener una influencia en el modo en que gestionamos unas condiciones dolorosas. Las mujeres son más eficaces en este sentido que los hombres, pero preferiblemente consulte a su médico; asimismo, como podría suponerse, las personas relajadas y tranquilas parecen ser más capaces de tolerar el dolor severo, en comparación con aquellas más nerviosas o ansiosas.

Por tanto, existe una gran evidencia relacionada con el «control de la mente» sobre el dolor. Al observar los diferentes modos en que las distintas personas experimentan formas de dolor parecidas, los investigadores han sido capaces de desarrollar medios para ayudar a todo tipo de individuos, no solamente a las parturientas o a los nepaleses, con el fin de gestionar mejor el dolor e incluso, en ocasiones, de sobreponerse completamente a él. La ciencia de la terapia cognitivo-conductual ha surgido a raíz de estas investigaciones y forma gran parte del trabajo que se lleva a cabo en las clínicas del dolor. Gestionar el

Cerrar la compuerta del dolor

Tocar, frotar o presionar una zona del cuerpo transmite sensaciones hacia la médula espinal y el cerebro a lo largo de vías nerviosas cuyo grosor es mayor que el de las finas fibras que se utilizan para la transmisión de los impulsos del dolor. Estos mensajes más suaves, que viajan con mayor rapidez y, por ende, alcanzan el cerebro antes que los mensajes de dolor, están producidos por terminales nerviosos de umbral bajo (mecanorreceptores), que se activan con mayor facilidad que los receptores del dolor. Parece ser que, así, somos capaces de reducir la intensidad del mensaje de dolor al modificar las señales que proceden de una zona dolorida mediante una estimulación suave, como al frotar o al aplicar vibraciones. Esto se denomina «cerrar la compuerta del dolor».

Al comprender el modo en que el mecanismo del portal del dolor es capaz, en parte, de modificar el dolor, se explica la eficacia de numerosas terapias como el masaje, la digitopuntura o la acupuntura. Las máquinas para la electroestimulación nerviosa transcutánea (TENS) presentan un efecto de bloqueo del dolor muy parecido: funcionan al pasar una corriente eléctrica muy suave por las zonas doloridas.

Estas terapias no solamente consiguen «cerrar el portal del dolor», sino que inducen al organismo a liberar hormonas analgésicas naturales que pueden suprimir las señales de dolor. Una combinación de señales mecánicas, hormonas producidas por el propio organismo y pensamientos y emociones pueden interactuar para modificar el grado de dolor que experimentamos.

dolor significa ser capaz de hallar modos de convivir con él, de forma que no domine las actividades cotidianas. Muchas de estas estrategias figuran con más detalle en otros capítulos de este libro. Entre ellas se incluyen métodos de relajación, de meditación y de visualización (*véanse* páginas 58-81), la hidroterapia (*véanse* páginas 120-122) y las técnicas que ponen en práctica la teoría de la «compuerta del dolor» (*véase* recuadro, superior).

Conozca el sistema nervioso

«El dolor está en el cerebro» (no se trata del lugar donde se siente el dolor), de modo que no siempre resulta sencillo saber de dónde proceden sus mensajes. A veces es muy obvio, por ejemplo, cuando uno se golpea en el dedo del pie o en la cabeza. Sin embargo, a menudo el dolor que se experimenta en un lugar se origina en otro. Su experiencia sobre el dolor combina los mensajes que se reciben y se gestionan en el sistema nervioso (lo que comprende procesos conscientes e inconscientes) con las respuestas que se dan frente al dolor, tales como cambios en la postura, el comportamiento o la función. Para llegar a comprender mejor el dolor, es preciso estudiar el sistema nervioso.

El cerebro y la médula espinal forman el sistema nervioso central (SNC), el cual recibe mensajes del sistema nervioso periférico (SNP), formado por los nervios sensoriales (que sienten) y los motores (que activan). Estos aspectos del organismo sobre los que no tenemos control consciente, o muy poco, se rigen por el sistema nervioso autónomo (SNA), y éste, a su vez, se divide en la rama simpática y parasimpática, las cuales, respectivamente, estimulan o moderan las funciones tales como el ritmo respiratorio o el latido cardíaco.

Dentro de estos sistemas y subsistemas hay un gran número de «vías reflejas» que colaboran en la gestión del funcionamiento tan intrincado del organismo. Los mensajes tales como el dolor viajan a través de estas vías de una zona a otra. Por ejemplo, las vías viscerosomáticas llevan el dolor que se origina en un órgano a una parte más mecánica del cuerpo, tal como el dolor de la angina de pecho que se experimenta en el brazo. El dolor que viaja en la dirección opuesta (en una vía somatovisceral) incluye lo que se siente en el corazón, aunque causado por la irritación de las estructuras nerviosas en los músculos del tórax. Los mensajes también se pueden transmitir de una parte móvil del organismo a otra. Un sencillo ejemplo de ello se encuentra en el reflejo de defensa que informa al brazo de que retire la mano de algo muy caliente.

El dolor que se percibe en una parte del cuerpo puede incluso tener un origen emocional, y no físico. Un ejemplo de este dolor psicosomático es el malestar gástrico que puede experimentarse antes de un examen.

En algunos casos, un simple acontecimiento puede dar lugar a más de un mensaje de dolor que viaja a lo largo de más de una vía. Si está a punto de caer y lesionarse la espalda, la vértebra lesionada causaría dolor tras la caída, pero es posible que también sufra dolor en una de sus piernas. Este dolor en la pierna puede deberse a una presión vertebral sobre un nervio; o es posible que se hayan irritado algunas estructuras nerviosas en las articulaciones vertebrales; o quizá haya alterado su postura para compensar el dolor inicial en la espalda, desencadenando el dolor en la extremidad; por supuesto, el recuerdo de las experiencias vividas en el pasado puede influir en el significado que se da a ese dolor de espalda y en su comportamiento como resultado del incidente.

Un aspecto que cabe destacar en todo ello es que, cuando los investigadores comparan el desarrollo de diversas lesiones de espalda de esta índole, llegan a la conclusión de que, con o sin tratamiento o medicación, la mayoría de lesiones mejoran en un plazo de cuatro semanas. Normalmente el cuerpo se cura a sí mismo. Cuando no es posible, es preciso el tratamiento.

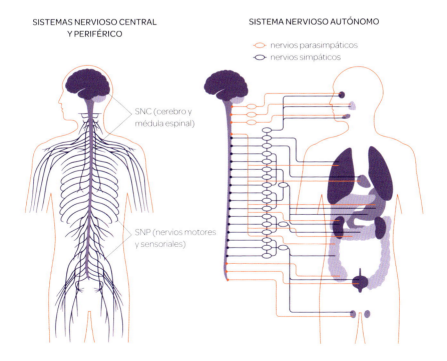

SISTEMAS NERVIOSO CENTRAL
Y PERIFÉRICO

SNC (cerebro y
médula espinal)

SNP (nervios motores
y sensoriales)

SISTEMA NERVIOSO AUTÓNOMO

nervios parasimpáticos
nervios simpáticos

Sensibilización central

Para comprender el origen de gran parte del dolor crónico, es fundamental conocer el proceso denominado *sensibilización central*. Éste puede iniciarse en el momento en el que hay numerosas zonas periféricas (locales) que sufren un dolor frecuente y recurrente, quizá asociado a una inflamación o infección.

Cuando, a pesar del tratamiento adecuado, el dolor es constante o recurrente (y se experimenta una y otra vez, con intervalos breves de ausencia de dolor), y cuando además, de un modo simultáneo, otras zonas del organismo presentan dolor que continúa durante muchos meses o años, se inicia el proceso de sensibilización. Los dolores periféricos de origen pueden ser musculoesqueléticos, como en las cervicales, la espalda, la rodilla o el codo, y/o pueden ir asociados a cefaleas o dolores dentales, gástricos o malestar que afecta a otros órganos (como el colon irritable o la vejiga dolorosa). Con el transcurso del tiempo, el proceso de sensibilización agrava y amplía el espectro del dolor, hasta que el cerebro se sensibiliza y el cuerpo llega a sufrir un dolor constante.

Conforme se inicia la sensibilización, las características del dolor sufren cambios graduales:

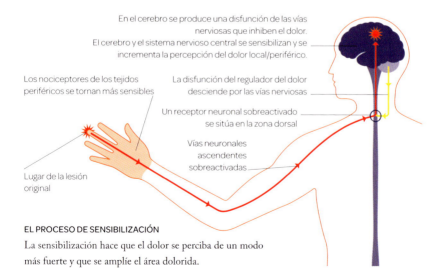

En el cerebro se produce una disfunción de las vías nerviosas que inhiben el dolor. El cerebro y el sistema nervioso central se sensibilizan y se incrementa la percepción del dolor local/periférico.

Los nociceptores de los tejidos periféricos se tornan más sensibles

La disfunción del regulador del dolor desciende por las vías nerviosas

Un receptor neuronal sobreactivado se sitúa en la zona dorsal

Vías neuronales ascendentes sobreactivadas

Lugar de la lesión original

EL PROCESO DE SENSIBILIZACIÓN
La sensibilización hace que el dolor se perciba de un modo más fuerte y que se amplíe el área dolorida.

- Los nervios que registran el dolor en las zonas periféricas pueden sensibilizarse cada vez más, de modo que se reduce su umbral y aparecen sensaciones de dolor de un modo más fácil. Esto se conoce como *hiperalgesia*.
- Con la hiperalgesia, los nervios periféricos pueden empezar a manifestar dolor en una zona más amplia; estas sensaciones de dolor pueden continuar durante más tiempo del que lo hacían originalmente, de modo que un estímulo más pequeño produce una respuesta de dolor exacerbada en lo que respecta a cantidad y tiempo.
- Puede producirse dolor con estímulos incluso extremadamente leves, que antes no se hubieran percibido. Esto se conoce como *hiperestesia*.
- Sensaciones suaves, como una ligera presión, que previamente no hubiera resultado dolorosa, causan dolor. Esto se denomina *alodinia*.
- A través de un cruce de mensajes de dolor, las sensaciones percibidas en un órgano, por ejemplo, el estómago, se experimentan en los músculos, en un proceso denominado *hiperalgesia visceromuscular*. Un cruce de dolor parecido puede ocurrir entre un órgano y otro (conocido como *hiperalgesia viscerovisceral*).
- Estos cambios pueden afectar al funcionamiento real de los órganos: por ejemplo, llevar a sufrir el síndrome de colon irritable.
- Como resultado de todo ello, se producen consecuencias emocionales y psicológicas.
- Cuando se establece una sensibilización, se exageran las transmisiones de dolor al cerebro mientras que, al mismo tiempo, se reducen los métodos cerebrales de control del dolor. De un modo muy real, el propio cerebro se sensibiliza.

El resultado final de la sensibilización central puede observarse en trastornos tales como la fibromialgia o el síndrome de dolor miofascial, así como en la migraña crónica.[2]

Estudios recientes[3] han demostrado que, debido a que se sensibilizan el sistema nervioso y el cerebro, las características relacionadas con estos trastornos incluyen hipersensibilidad a numerosos estímulos, tales como una luz intensa, el contacto físico, el ruido, los pesticidas, la presión mecánica, la medicación y las temperaturas altas y/o bajas.

Una vez se ha establecido la sensibilización, puede autoperpetuarse. Sin embargo, existe una evidencia cada vez mayor de que si se eliminan los detonantes periféricos es posible revertir el proceso de sensibilización. Otras investigaciones[4] demuestran que tanto el dolor muscular, a menudo causado por el síndrome de dolor miofascial asociado a puntos gatillo (*véanse* páginas 99-101), como el dolor articular pueden ejercer una influencia directa en el desarrollo y el *mantenimiento* de la sensibilización central, y que el tratamiento con éxito a nivel local reduce la sensibilización.[5] Comprender este proceso refuerza la necesidad de gestionar los dolores menores y periféricos.

Características comunes entre los pacientes que desarrollan una sensibilización central

En un estudio,[6] se analizó el dolor local de espalda o cervical en 512 individuos durante un período de siete años para ver cuántos de ellos desarrollarían un dolor generalizado y crónico relacionado con la sensibilización central, y para identificar características comunes en los individuos que formaban parte del grupo. Los resultados mostraron que el 22,6 % de los participantes que sufría dolor local de espalda o cervical en los años 2001/2002 había desarrollado una sensibilización central en 2007, y las características comunes fueron:

1 El dolor era de intensidad moderada a severa.
2 La mayor parte eran mujeres.
3 Existía un historial familiar de dolor crónico generalizado, posiblemente debido a factores genéticos y/o a influencias ambientales familiares.
4 La mayor parte de los individuos no disfrutaba de una buena condición física como resultado de su dolor, que interfería gravemente en sus actividades cotidianas generales, entre las que figuraba el ejercicio físico.
5 La mayoría mostraba síndromes de sensibilidad central, como el de colon irritable, el de vejiga irritable, el de piernas inquietas y/o migrañas.
6 Se aplicaban numerosas estrategias de gestión del dolor.

mismo modo en los individuos con trastornos crónicos de dolor, por lo que la investigación continúa.

Lo que podemos aprender de la sensibilización y la habituación es que la cantidad de dolor que percibimos y el modo de tolerarlo depende en gran medida de la manera en que el cerebro interpreta los mensajes de dolor. La respuesta de la habituación sugiere que el cerebro y el sistema nervioso son capaces de reconocer mensajes de menor importancia. Por tanto, uno de los objetivos del tratamiento del dolor podría ser el fomento de la habituación, de modo que el cerebro sea capaz de ignorar mensajes de dolor sin importancia. Métodos tales como la relajación y la visualización parecen ser formas de fomentar la habituación. Asimismo, necesitamos reducir nuestros niveles de estrés, ya que éstos podrían ejercer una influencia considerable en la carga de dolor y en la sensibilización.

Inferior Al incorporar la relajación consciente en su rutina diaria, podrá fomentar un proceso de habituación al dolor crónico, que le ayudará a gestionar las sensaciones que le provoca.

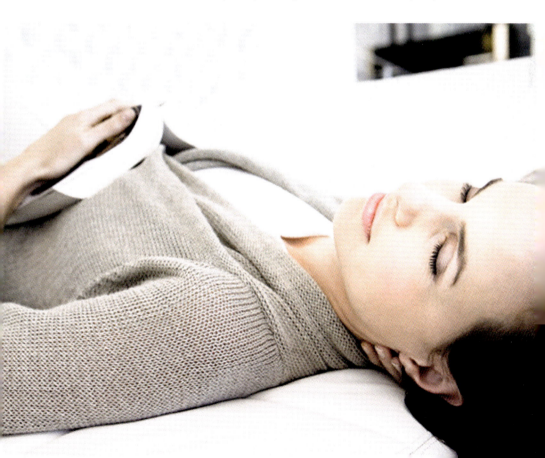

Habituación central

Cuando el volumen de la radio o del televisor está muy bajo, nuestro cerebro interpreta las voces como un sonido de fondo; de hecho, somos incapaces de comprender lo que se dice. Del mismo modo, existe un umbral de estimulación debajo del cual los nociceptores no transmiten dolor al cerebro.

Como hemos visto, la sensibilización puede llevar a un dolor grave y generalizado. Sin embargo, también puede ocurrir lo contrario. Si el estímulo desagradable se produce de una forma prolongada y repetida sobre los receptores del dolor a un nivel suave o moderado, se pone en marcha un proceso denominado *habituación*. Con ella, en lugar de incrementarse, se reduce la información que se recibe en el cerebro con respecto al dolor, como ocurre en la sensibilización. Más que sencillamente «habituarse al dolor», la habituación es un proceso en el cual el cerebro interpreta de un modo menos fuerte los mensajes de dolor no amenazantes.

Parece que nuestra percepción del dolor es el resultado de una interacción entre los mecanismos de producción y reducción del mismo. Entender el modo en que el sistema nervioso da respuesta al dolor ofrece una oportunidad de desarrollar mejores estrategias de tratamiento. Un estudio[7] mostró que cuando los voluntarios sanos experimentaban estímulos de dolor repetidos, por ejemplo, exponer un brazo durante 20 minutos a un frío extremo, durante ocho días consecutivos, el grado de dolor registrado (*véase* página 14) se reducía día tras día, incluso a pesar de que se aplicara el mismo nivel de temperatura. El otro brazo y las piernas también mostraron una sensibilidad reducida al estímulo doloroso (en otras palabras, habían desarrollado una tolerancia al dolor más elevada), aunque no al mismo nivel que el brazo expuesto antes. Curiosamente, esta mayor tolerancia al dolor se mantuvo una vez finalizados los experimentos.

Los investigadores sugieren que estos cambios en la percepción del dolor, que ocurren en el cerebro, quizás constituyen una «estrategia de defensa contra el dolor» por parte del cerebro. Resulta importante tener en cuenta que los estudios se practicaron en adultos sanos, por lo que es posible que unos hábitos de cambio similares no ocurran del

El efecto del estrés

El estrés afecta al cuerpo y a la mente. Es la reacción del cuerpo frente a un cambio, el elemento estresante, que requiere un ajuste o una respuesta física, mental o emocional. Debido a que el estrés puede llevar a, o agravar, numerosas formas de dolor, es preciso comprender su funcionamiento.

Los factores estresantes pueden agruparse en tres categorías principales: bioquímicos (por ejemplo, los desequilibrios en la dieta, las infecciones, las alergias y la contaminación ambiental); biomecánicos (exceso o carencia de utilización del cuerpo, malas posturas y lesiones), y psicosociales (tensión emocional, ansiedad, miedo, depresión, etcétera). Las combinaciones de factores estresantes nos afectan a todos durante la mayor parte del tiempo, y se denominan, de un modo práctico, *carga de estrés*.

No todos gestionamos nuestros niveles de carga de estrés del mismo modo. La manera en que lo hacemos depende de numerosos factores, incluidos nuestros rasgos genéticos, la cultura, las experiencias del pasado y las creencias. Conforme nos adaptamos y gestionamos (o fallamos al gestionar) los múltiples factores estresantes relacionados con la vida moderna, podemos llegar a un punto en el que nuestra adaptación empieza a fallar, con lo que surgen los problemas de salud. Cuando alcanzamos el umbral de estrés, los procesos autorregeneradores de nuestra mente y de nuestro cuerpo dejan de adaptarse de un modo adecuado a los numerosos agentes estresantes. Del mismo modo que una goma elástica que se estira en exceso y durante demasiado tiempo, la adaptación deja de ser posible y nuestra salud queda afectada.

Como sugiere la definición anteriormente expuesta, el estrés no es siempre una respuesta a factores negativos, sino que puede ser el subproducto de los cambios positivos y saludables en el estilo de vida. Por ejemplo, supongamos que inicia unas sesiones de entrenamiento físico. Las primeras sesiones de ejercicio le llevarán a sufrir agarrotamientos y dolorimiento muscular, pero si sigue ejercitándose en su rutina, su cuerpo se adaptará al estrés biomecánico mediante el desarrollo de nuevas fibras musculares y con una mejora en la circulación que le permitirá satisfacer la creciente demanda de oxígeno. No obstante, muy a menudo, el estrés biomecánico es el resultado de una actividad sos-

Las tres fases del estrés

El investigador sobre el estrés más destacado (el primero en utilizar el término en este contexto) fue el científico húngaro Hans Selye. Él describió las fases típicas de lo que denominaba el síndrome de la adaptación general:

- Se produce una fase de alarma durante la cual el cuerpo experimenta una respuesta aguda frente al elemento estresante (conocida como «respuesta de lucha o huida»).
- Si se mantiene el elemento estresante, el cuerpo iniciará una fase de resistencia, en la cual le hará frente (adaptación o compensación).
- Tras una exposición prolongada mismo agente estresante, o a otros, falla la capacidad de adaptación del cuerpo y se llega a la fase de agotamiento o colapso, lo que lleva a una disfunción o enfermedad.

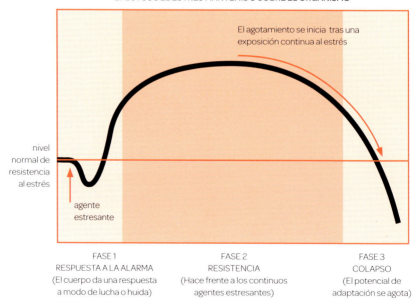

EFECTOS DEL ESTRÉS MANTENIDO SOBRE EL ORGANISMO

El agotamiento se inicia tras una exposición continua al estrés

nivel normal de resistencia al estrés

agente estresante

FASE 1
RESPUESTA A LA ALARMA
(El cuerpo da una respuesta
a modo de lucha o huida)

FASE 2
RESISTENCIA
(Hace frente a los continuos
agentes estresantes)

FASE 3
COLAPSO
(El potencial de
adaptación se agota)

tenida o repetitiva inapropiada. Si permanece sentado frente al ordenador durante demasiado tiempo, su cuerpo se adaptará al estrés impuesto mediante un ajuste de los músculos utilizados en exceso. Con el tiempo, se desarrollará un agarrotamiento, una lesión o una inflamación, hasta llegar al dolor. Esta forma de estrés biomecánico se denomina, a menudo, *lesión por esfuerzo repetitivo* (*véase* página 156).

¿Qué ocurre cuando los tipos de estrés son múltiples y excesivos? Piense en una persona cuyo trabajo y ocio le hayan creado un estilo de vida físico y psicológico estresante, con un tiempo de descanso insuficiente, una incapacidad para relajarse y un nivel de ejercicio físico inadecuado. Añada a ello el estrés laboral, de estudios, una dieta alejada de la ideal. Todo ello da lugar a una imagen alarmante. Individualmente, es posible que cada uno de estos factores estresantes no constituya un problema, pero juntos pueden llevar al desarrollo de dolor y otros síntomas adversos, que producen más estrés.

La parte buena es que una persona puede ser «resistente al estrés».

Inferior El estrés puede ejercer un efecto positivo, como el estrés biomecánico de un nuevo programa de ejercicios físicos estimula la buena condición muscular y aeróbica del cuerpo.

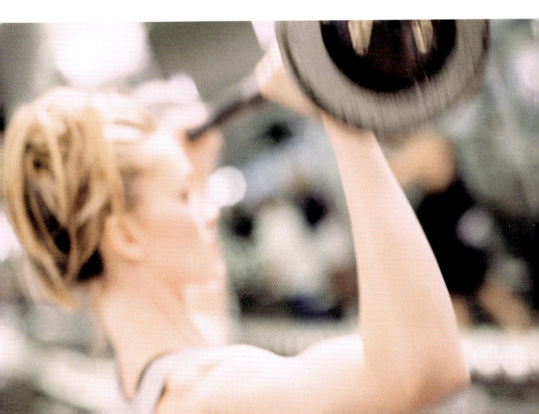

Ayude a su cuerpo a ayudarse a sí mismo

El cuerpo posee un potencial reparador, una tendencia automática a recuperar su equilibrio natural (denominado también *homeostasis*). Por lo general, las heridas cicatrizan, los huesos fracturados se sueldan y las infecciones remiten.

Sin embargo, la eficacia con la que funcionan los mecanismos homeostáticos depende de las características de cada persona, tanto las genéticas como las que se adquieren durante la vida, tales como los hábitos nutricionales y la postura. El esquema de «escalera» que se muestra en la parte inferior destaca algunos ejemplos de cómo los

Algunos de los múltiples factores de estrés cotidianos

- Déficits nutricionales
- Alergias, infecciones, inflamación
- Hábitos tóxicos
- Abuso de drogas, nicotina, alcohol

- Rasgos adquiridos, tales como dolencias previas y actuales
- Factores de ejercicio y sueño: hábitos de la vida cotidiana

- Atención a la higiene, el ejercicio, el descanso o el sueño

- Sus rasgos genéticos únicos
- Comportamiento aprendido

- Conciencia de un comportamiento vinculado al mantenimiento de la salud numerosos tipos de estrés (la carga de estrés) pueden llevar a abrumar a sus mecanismos de defensa y de reparación, lo que le conduciría a una situación denominada *heterostasis*. Cuando esto ocurre, por lo general es preciso solicitar ayuda para restaurar la homeostasis. Esta ayuda externa se llama *tratamiento*. Nuestra capacidad de autorregeneración es enorme. Nuestra tarea cuando estamos enfermos o sufrimos dolor, consiste en eliminar los obstáculos en la medida de lo posible para recuperar, apoyar y reconstruir las múltiples funciones de la homeostasis, así como evitar interferir en los procesos de autocuración. La «escalera» inferior muestra algunos de los agentes estresantes que pueden llegar a abrumarle. Sin embargo, debajo de los escalones encontrará los tratamientos para contrarrestar cada uno de los factores causantes de estrés.

• Mala postura, mala respiración
• Utilización excesiva y poco adecuada del cuerpo
• Lesiones, cirugía
• Problemas articulares degenerativos

• Ejercicio adecuado, estiramientos, Pilates, yoga, taichi, fisioterapia, masaje, osteopatía, acupuntura

• Niveles de estrés (interpersonales, de estudios, laborales, económicos)
• Ansiedad, depresión, enfado
• Aislamiento, mala imagen de uno mismo

• Gestión del estrés, tratamiento, psicoterapia
• Respiración correcta, métodos de relajación (tales como meditación, visualización, entrenamiento autógeno)
• Renovación espiritual, apoyo social

• Cambio en los hábitos dietéticos, complementos adecuados, hierbas, homeopatía, programa de desintoxicación
• Atención a posibles elementos contaminantes en casa o en el trabajo

Algunos de los tratamientos y de las opciones de autoayuda que pueden facilitar la recuperación

La inflamación es buena para usted

La inflamación es un proceso autolimitante natural y de importancia vital que ayuda al cuerpo a recuperarse y restaurarse tras haber sufrido una lesión, una irritación o una infección: nuestras vidas dependen de ella y, en circunstancias normales, la «desconectamos» con el uso de antiinflamatorios, bajo nuestra cuenta y riesgo. Sin embargo, en ocasiones, la inflamación puede ser excesiva, con niveles intolerables de dolor, por lo que puede ser preciso reducirla de un modo controlado.

Nuestros mecanismos de defensa y recuperación siguen ritmos cotidianos notables. Los sistemas del organismo que lo defienden del ataque de las bacterias y de los virus están más activos durante las 10.00 y las 22.00 horas, mientras que durante la noche se activan los procesos de recuperación de tejidos vinculados a la inflamación. Ello explica el motivo por el que la inflamación es peor durante la noche. Los acontecimientos estresantes parecen alterar estos ritmos naturales, de modo que la fase inflamatoria continúa durante el día. Cuando esto ocurre, se debilita la fase de defensa del ciclo, lo que hace que el cuerpo se muestre más vulnerable a la infección.

Los fármacos antiinflamatorios de venta sin receta, tales como la aspirina, deberían, en consecuencia, utilizarse con cuidado, tanto por sus numerosos efectos secundarios potenciales (que van desde la hemorragia gástrica hasta problemas graves de hígado y riñones) como por ser *demasiado* eficaces en el control de la inflamación. Ello reduce la velocidad de reparación de los tejidos dañados, lo que hará que utilice la zona afectada demasiado pronto y en exceso, lo que empeorará el problema.

Existen numerosos métodos seguros y naturales para reducir una inflamación dolorosa. Podemos emplear estrategias dietéticas que limiten el consumo de grasas animales y aumenten la ingesta de aceites de pescado. Esto resulta útil, ya que las grasas animales contienen mucho ácido araquidónico, del que se derivan unas sustancias proinflamatorias del organismo, conocidas como citoquinas; por su parte, el pescado azul, como las sardinas, el salmón o el atún, contiene niveles elevados de ácido eicosapentanoico (AEP), el cual ha mostrado contrarrestar la inflamación. (*Véanse* páginas 130-133 para más información sobre las estrategias dietéticas antiinflamatorias.) Los niveles de estrés moderado pueden, asimismo, resultar de ayuda. Hemos visto que el estrés puede interferir en los ritmos de defensa y reparación del organismo: al reducirlo, podemos volver a establecer el patrón circadiano del cuerpo. Además, unos niveles elevados de hidrocortisona (la «hormona del estrés») están vinculados a la liberación de citoquinas. Un bajo nivel de estrés lleva a una reducción de la hidrocortisona y a una moderación de las sustancias químicas inflamatorias.

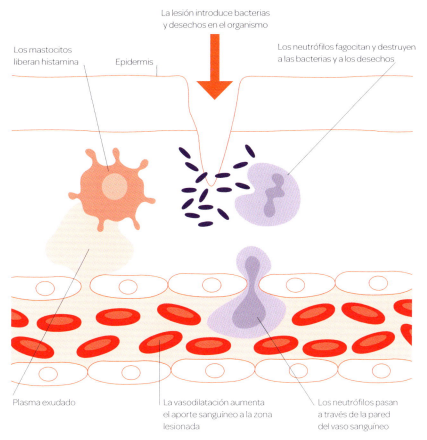

La lesión introduce bacterias
y desechos en el organismo

Los mastocitos
liberan histamina

Epidermis

Los neutrófilos fagocitan y destruyen
a las bacterias y a los desechos

Plasma exudado

La vasodilatación aumenta
el aporte sanguíneo a la zona
lesionada

Los neutrófilos pasan
a través de la pared
del vaso sanguíneo

CAUSAS DE LA INFLAMACIÓN

Un aumento en la irrigación sanguínea lleva el plasma y los glóbulos blancos
a la zona lesionada, lo que causa enrojecimiento, calor, edema y dolor.

El camino a la recuperación

Una de las primeras obligaciones del médico consiste en educar a las masas a no consumir medicamentos.
William Osler (1849-1919)

La parte positiva es que existen muchas maneras de gestionar la mayoría de tipos de dolor, así como muchas enfermedades que lo causan. Algunas de estas técnicas de gestión del dolor pueden autoadministrarse, y una selección de las mismas se describe en este libro. Otros tratamientos precisan la actuación de un profesional de la salud convencional o de la medicina complementaria.

Llegados a este punto resulta importante enfatizar, y volver a señalar, que el dolor jamás debe ignorarse ni enmascararse con analgésicos (*véase* recuadro, página 34) sin antes conocer su causa. Recuerde, asimismo, que cualquier tratamiento debe ser tanto seguro como trabajar a favor de los mecanismos de recuperación del propio cuerpo, no en contra de ellos (*véanse* páginas 28-29). ¡No deberían producir nuevos síntomas!

La autorrecuperación no siempre es posible, por ejemplo, en los casos en los que el dolor se origina a raíz de enfermedades crónicas o degenerativas, tales como la osteoartritis, de modo que hay que mostrarse realistas y razonables en cuanto a las expectativas de mejora. En casos graves, los métodos para controlar el dolor pueden ser extremos, quizá con la administración de fármacos que conllevan efectos secundarios, o mediante cirugía. No obstante, incluso en ese tipo de situaciones, pueden utilizarse los principios generales y las terapias específicas que se presentan en este libro para complementar dichos métodos, consiguiendo hacerlos más tolerables.

Probablemente el factor más importante que define la rapidez con la que uno puede llegar a reducir el dolor y a recuperarse sea la actitud y la forma a través de la que uno utiliza su reserva interna de fuerza, un almacén que todos llevamos dentro. Intente pensar de un modo constructivo con respecto a su dolor y muéstrese proactivo

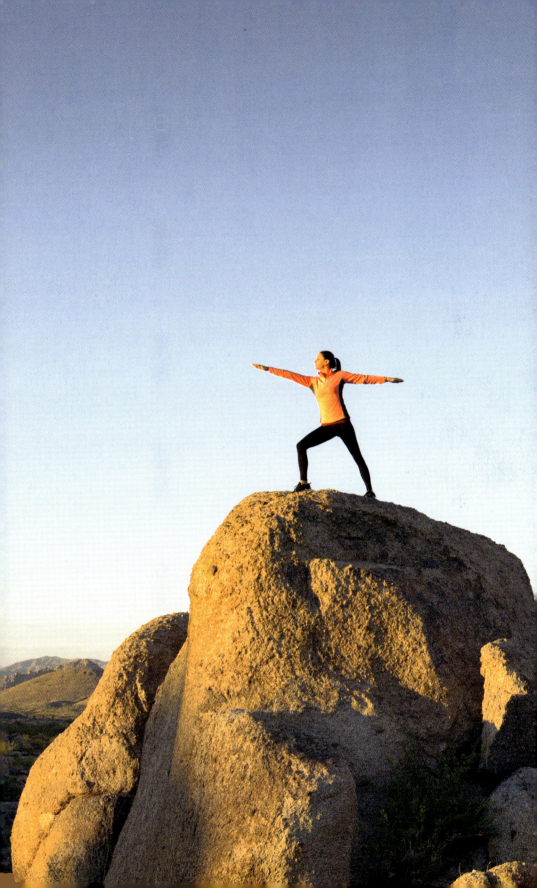

Analgésicos sin receta

Un gran número de métodos médicos actúa contra los síntomas en lugar de tratar las causas; parece que hemos asumido que «si duele, hay que eliminar el dolor», y si está inflamado, es preciso reducir la inflamación (*véanse* páginas 30-31). Para ser honestos, muchos médicos reconocen que este tipo de enfoque no resulta ideal, ya que el dolor (a veces) y la inflamación (casi siempre) desempeñan papeles fundamentales en los procesos de defensa y de autorrecuperación del organismo. El fracaso de los pacientes en valorar el peligro de la automedicación, así como una publicidad constante de las compañías farmacéuticas y una fácil disponibilidad de fármacos sin receta en farmacias y parafarmacias consiguen que las ventas de analgésicos y antiinflamatorios aumenten sin cesar.

Esto no quiere decir que a veces este tipo de medicación no pueda resultar útil a modo de primeros auxilios. Sin embargo, existen peligros significativos si se elimina un dolor antes de que el mensaje se haya comprendido. Un dolor en la rodilla puede ser señal de un principio de problema de cartílago. Sin embargo, si la persona que sufre el dolor se toma analgésicos, continúa utilizando la rodilla al correr, saltar o incluso caminar, con lo que el daño puede empeorar.

Si elimina el dolor, éste será quizás el resultado. Si reconoce la causa, casi con seguridad solucionará el problema y el dolor desaparecerá.

Resulta útil recordar un comentario que se ha hecho anteriormente en este capítulo: cuando suena una alarma contra incendios, localizar el origen del fuego es bastante más urgente que desconectar la alarma.

en el proceso de recuperación. El hecho de hacer frente a la gestión del dolor de un modo positivo le ayudará a controlar otros aspectos de su vida. De este modo, su sufrimiento le proporcionará una oportunidad para reflexionar y cambiar, lo que le permitirá transformar su estilo de vida de una forma que quizá haya considerado a menudo, pero nunca antes haya tenido la fuerza de llevar a cabo.

Escribir un diario del dolor

¿Puede recordar cómo se sintió en un momento concreto durante la semana pasada, los alimentos que consumió, y establecer relaciones entre estos factores y el grado de dolor que experimentó? A muchas personas les resultaría difícil recordar todos estos detalles, aunque contienen datos clave del patrón y de las posibles causas de sus síntomas. Resulta útil registrar esta información en un diario o en una plantilla, para que la pueda analizar usted o un profesional de la salud.

Utilice el listado de preguntas que se presenta más abajo y la muestra de un diario que aparece en la página siguiente como base para escribir el suyo. Anotar estos datos también le proporcionará la oportunidad de analizarlos. Conforme vaya escribiendo, es posible que descubra patrones presentes en sus actividades y síntomas. Al alterar aspectos de su vida cotidiana, podrá gestionar la experiencia que tiene del dolor.

Preguntas para estructurar el diario del dolor:

- El dolor ¿es constante o intermitente? Si es intermitente, ¿qué patrón sigue? ¿Qué actividades aumentan o disminuyen el dolor?
- ¿Qué tipo de dolor sufre? ¿Profundo, ardor, incisivo, punzante, calambres o retortijones, hormigueo?
- La zona que causa dolor, ¿está inflamada, enrojecida o caliente?
- El reposo, ¿alivia el dolor? ¿O éste permanece incluso en reposo?
- ¿El dolor remite si se mueve? Si es así, ¿qué tipo de movimiento calma el dolor?
- ¿Se relaciona con el consumo de alimentos y bebidas? Si es así, ¿cuáles?
- ¿Se ve afectado por factores emocionales? Si es así, ¿cuáles?
- Si es usted una mujer, ¿está relacionado con aspectos de su ciclo menstrual?

Un diario (o una parte de él) puede centrarse en aspectos específicos. Por ejemplo, si parece que existe una relación entre el dolor crónico y algunos alimentos, intente escribir un diario de alimentación con una ficha de resultados para conocer los efectos de la inclusión o exclusión en concreto de determinadas comidas (*véanse* páginas 135-140). Escriba una relación de todo lo que come, así como de los horarios que sigue para las comidas. Registre en el patrón cualquier variación de sus síntomas e intente anotar el momento preciso en el que éstos cambian. (El ejemplo de una ficha de resultados, página siguiente, destaca los efectos del estrés, el Pilates, el descanso y el masaje sobre el dolor.)

Su diario debería contar con el espacio suficiente para describir sus sentimientos en relación al dolor (así como los acontecimientos diarios) para descubrir cómo pueden ejercer influencia unos sobre otros. El diario ofrece una oportunidad para analizar el enfado, el miedo, la ansiedad o cualquier emoción intensa. Plasme la información de un modo adecuado en el diario, tan regularmente como le sea posible, pero no se obsesione. Se trata de ayudar a su memoria.

El ejemplo de diario que se muestra aquí se ha utilizado para establecer objetivos diarios con el fin de mejorar su alimentación, su flexibilidad y su relajación. Estos objetivos le ayudarán a controlar más su vida y su dolor. Haga una columna separada para registrar los éxitos conseguidos con respecto a la consecución de sus objetivos.

En esta muestra de un diario del dolor, la intensidad se registra en una «escala del dolor». Un dibujo del cuerpo le ayudará a localizar el lugar o lugares en los que se produce el dolor.

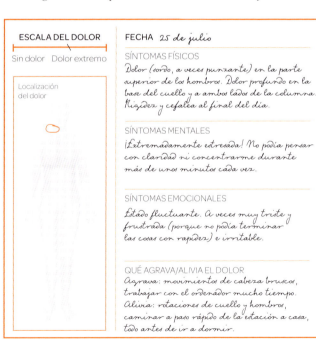

ESCALA DEL DOLOR

Sin dolor   Dolor extremo

Localización del dolor

FECHA 25 de julio

SÍNTOMAS FÍSICOS
Dolor (sordo, a veces punzante) en la parte superior de los hombros. Dolor profundo en la base del cuello y a ambos lados de la columna. Rigidez y cefalea al final del día.

SÍNTOMAS MENTALES
¡Extremadamente estresada! No podía pensar con claridad ni concentrarme durante más de unos minutos cada vez.

SÍNTOMAS EMOCIONALES
Estado fluctuante. A veces muy triste y frustrada (porque no podía terminar las cosas con rapidez) e irritable.

QUÉ AGRAVA/ALIVIA EL DOLOR
Agrava: movimientos de cabeza bruscos, trabajar con el ordenador mucho tiempo. Alivia: rotaciones de cuello y hombros, caminar a paso rápido de la estación a casa, todo antes de ir a dormir.

PAUTA DE VALORACIÓN DE LOS SÍNTOMAS						
FECHA	12 de Mayo	13 de Mayo	14 de Mayo	15 de Mayo	16 de Mayo	17 de Mayo
DOLOR DEL CUELLO	2	1	1	2	3	2
DOLOR DE CABEZA	2	1	1	3	3	2
FATIGA	3	2	1	3	2	1
INDIGESTIÓN	1	0	0	2	1	0
SUEÑO	1	2	0	2	1	1
CONCENTRACIÓN	2	3	1	2	1	1
TOTAL	11	9	4	14	11	7
notas	Empecé las clases de Pilates	Dolor después del Pilates, pero me siento más suelta	Un buen día/comida china	Un día estresante en el despacho	No pude trabajar. Descanso	Clase de Pilates y masaje

Valore los síntomas de las últimas 24 horas cada día, a la misma hora:

3 = lo peor posible; 2 = bastante mal; 1 = leve; 0 = ningún problema.

PLAN	REALIZADO
DIETA Beber: 2 litros de agua; comer: 4 piezas de fruta Desayuno: avena (con leche desnatada) Comida: sopa de tomate (con pan, sin mantequilla) Cena: pollo y ensalada	¡Todo hecho! (salvo unas galletas que comí a media tarde)
MOVIMIENTO Por la mañana: 10 minutos de rotaciones de cuello y de hombros Por la tarde: 10 minutos de estiramientos de bíceps y de espalda, y rotaciones de cabeza y cuello	¡Todo hecho!
RELAJACIÓN 10 minutos de meditación visualizada antes de ir a dormir 5 minutos de respiración (en cualquier momento)	No practiqué las respiraciones. Me organizaré mejor mañana.
OBJETIVOS * Salir del despacho puntualmente (para tener más tiempo de relajación) * Llamar a una amiga (para mantener el contacto)	Salí del despacho 15 minutos tarde, una mejora Llamé a Ana. Fue genial hablar con ella. ¡Le va muy bien!

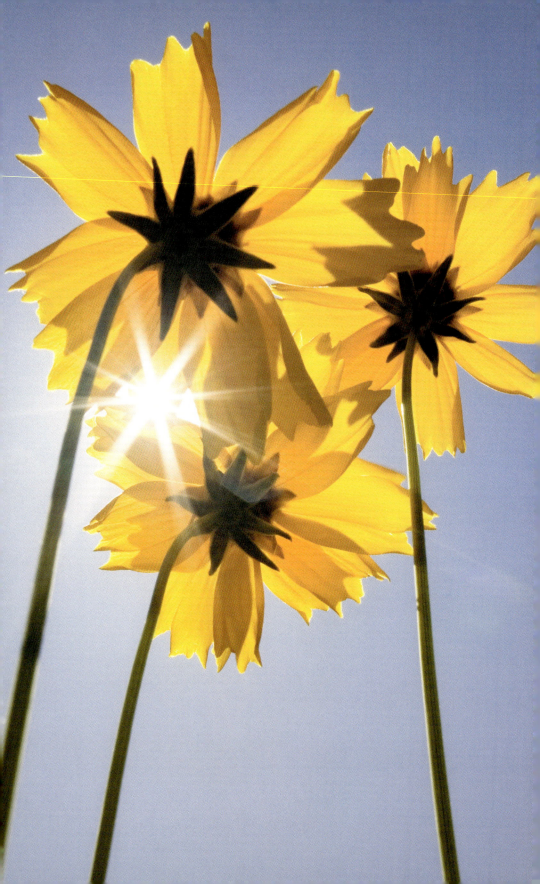

Actitudes positivas

Nuestra respuesta personal al dolor crónico puede variar enormemente. Para ciertas personas, el problema del dolor puede llegar a ser un reto que precisa una gestión práctica, mientras que para otras el dolor crónico es una amenaza más allá de su influencia, una carga que hay que soportar.

La «robustez» o «resistencia» describe en psicología a un conjunto de rasgos que, cuando están presentes en la manera en que una persona hace frente a su vida, consigue que muestre un enfoque más positivo y obtenga unos resultados más sanos. Esta robustez o resistencia también puede medirse con la presencia de un sentido de control, de la capacidad para superar las dificultades y de lo que se describe como flexibilidad mental, es decir, lo opuesto a la apatía y al catastrofismo. Existen numerosas variaciones entre ambos extremos, con actitudes positivas y negativas con respecto al dolor que varían con el transcurso del tiempo.

Lo bueno del tema es que es posible desarrollar rasgos de robustez o resistencia, así como una capacidad para ver resultados favorables surgidos a raíz de incluso las situaciones más oscuras. Este capítulo analiza estas oportunidades.

Dar la vuelta a la llave mental

Aunque pueda parecer contrario a la intuición sugerir que los problemas de salud, con el dolor crónico como primer ejemplo, pueden ofrecer oportunidades positivas para mejorar la vida, parece que es lo que ocurre con algunos individuos, y quizá sea posible aprender la lección de esos ejemplos. Se ha identificado un grupo de características positivas útiles que pueden resultar sumamente valiosas para hacer frente a las enfermedades dolorosas y amenazantes; juntas, estas características se denominan *factor de robustez/ resistencia* (resiliencia). La resiliencia, en este sentido, incluye la presencia de tres atributos fundamentales: desafío, control y compromiso. Se han estudiado estas características en muchas situaciones relacionadas con el dolor, por ejemplo en las personas que sufren fibromialgia,[1] así como en enfermedades dolorosas vinculadas con el sida.[2]

Desafío

El estrés y los problemas cotidianos, entre los que se incluye el dolor crónico, pueden considerarse desafíos a superar si se comprenden correctamente. Las personas que ven el estrés o el dolor crónico desde esta perspectiva estarán más motivadas para valorar las causas de un modo positivo, que proporcionará un sentido y un significado a la vida. Compare este enfoque con otro en el que el estrés y el dolor crónico se conciben como fuerzas insoportables que reprimen más que motivan. Las investigaciones sugieren que, al realizar un esfuerzo consciente para ver la vida de un modo más optimista, sus expectativas y su comportamiento cambiarán en este sentido, lo que dará lugar a resultados más positivos de lo que jamás habría imaginado.

Control

Este atributo se define como el grado en el que un individuo percibe una sensación de autonomía y una habilidad para ejercer influencia (si no un control total) sobre la vida en un sentido positivo, conforme ésta se presenta. Una persona con control tiene la

Derecha Aprender a realizar estiramientos de yoga en casa es una forma sencilla a través de la que puede empezar a controlar el dolor.

sensación de que incluso cuando no es posible el auténtico dominio de un desafío, existen algunas posibilidades que deberían analizarse. Muchas personas que sufren dolor (e incluso aquellas que no lo padecen) tienen sentimientos de impotencia, de estar en manos del destino. Una vez que se empieza a ejercitar el control sobre algunos aspectos del dolor, se da el primer paso hacia la fortaleza, incluso si el control que consigue es temporal y parcial. Un ejemplo podría ser algo tan sencillo como hacer una sesión de acupuntura o empezar a practicar yoga.

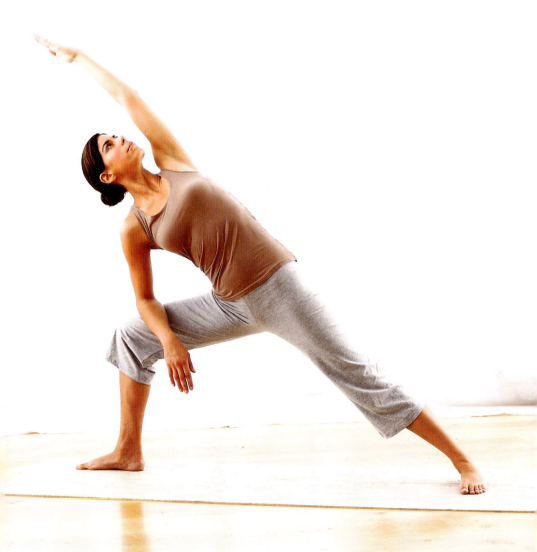

Compromiso

Las personas con características de resiliencia advierten que su vida tiene un sentido (sea el que sea), que las motiva a intentar dar forma, activamente, a su entorno y a perseverar incluso cuando sus intentos de ejercer una influencia en la vida no parecen funcionar. De forma contraria, será menos probable que una persona sin motivación y sin compromiso lleve una vida con resiliencia y comprometida a través de la que hallar significado a sus acciones, incluso si han de hacer frente a adversidades significativas como el dolor. El dolor crónico puede facilitar el alejamiento de otras personas, evitar el contacto social, permanecer aislado. Sin embargo, en gran medida, se trata de una opción que escoge cada uno, y como ocurre siempre, existen otras. A menudo, los medios de comunicación presentan a personas que han sufrido enormemente, pero que han superado las vicisitudes de sus vidas para convertirse en símbolos de esperanza, ejemplos para todos nosotros. Algunas personas lisiadas a causa de un accidente o que han nacido con diferentes grados de invalidez han sido capaces de dejar a un lado sus heridas y han superado su dolor, mostrando una aportación positiva. Es posible que otras posean rasgos genéticos de personalidad que les ayudan a asumir un determinado grado de compromiso, pero son ellas las que eligen ejercitar esos rasgos y se niegan a dejarse amilanar por las circunstancias. Las investigaciones demuestran que el compromiso recibe un gran apoyo social, ya sea de amigos, familiares, una pareja o profesionales de la salud (*véase* recuadro, página siguiente). Incluso si tiene la sensación de estar solo, siempre hay personas a las que acudir. Ignorar a las personas que pueden ofrecerle apoyo sólo aumentará sus sentimientos de aislamiento.

Hay formas de establecer contactos con otras personas. Intente hablar con alguien de un modo franco, sin quejas, sobre su dolor, de modo que esa persona (y usted) puedan llegar a una comprensión más clara de sus problemas. También puede acudir a un grupo de autoayuda, donde las personas con sus mismos problemas le ofrecerán apoyo y podrán hablar con usted de temas similares. Otra opción sería buscar a alguien que necesite ayuda. De este modo se verá obligado a mirar más allá de su propio sufrimiento.

Muchas de las ideas y ejercicios que se presentan más adelante en este libro ofrecen formas de fomentar la resiliencia.

Desarrolle su potencial

No existe ningún atajo para ejercitar el control, para reducir su sensación de aislamiento o para percibir los problemas como desafíos antes que como amenazas. Este ejercicio le ayudará a dar los primeros pasos, los más difíciles pero también los más importantes, para fortalecer los aspectos de la resiliencia que pueden no ser precisamente los más firmes en su personalidad, o para mejorarlos. Conforme se sienta poco a poco más fuerte en estas tres técnicas, se convertirán en parte de su naturaleza y empezarán a ejercer influencia en su modo de afrontar todos los aspectos de su vida.

1 Para fomentar un sentido de control, empiece por identificar el tratamiento o terapia que puede aliviar su dolor. Escriba un listado de pasos que ha de dar, por ejemplo, concertar una cita o comprar un equipo, para que su proyecto tome forma. Establezca fechas concretas para conseguir cada paso. Si le da estructura a su plan al redactarlo, tendrá en su mente un punto de partida tangible más que una serie de buenas intenciones.

2 Para evitar cerrarse al mundo exterior, llame a un amigo al menos una vez a la semana. Asegúrese de que no habla solamente de su dolor; comente lo que le sucede a él mismo. Cuando se sienta preparado, quede con sus amistades. Pero no se precipite.

3 Para concebir los obstáculos como desafíos, convierta sus frases negativas en positivas. Practique para dejar de repetir «no tengo ninguna oportunidad». Repase sus frases y diga, en voz alta, «aunque quizá sea difícil, lo puedo conseguir». Las afirmaciones de este tipo pueden resultar útiles para crear una actitud positiva; intente ver el vaso medio lleno en lugar de medio vacío.

La resiliencia familiar

El dolor crónico rara vez pone en peligro la vida, pero destaca por su larga duración (al menos seis meses para que reciba el calificativo de *crónico*) o por su recurrencia durante un prolongado período de tiempo.

Puede presentarse un progreso lento en cuanto a la gravedad y una persistencia en el tiempo, sin un comienzo o un final fácilmente definibles. El dolor crónico tiene el potencial de afectar de manera negativa a las relaciones familiares, al bienestar emocional, a las amistades, a la actividad laboral y al tiempo de ocio, además de tener un impacto ecónomico directo. La experiencia en solitario del dolor crónico puede limitar el papel de una persona dentro de su familia tanto a nivel físico como emocional y psicológico, y a menudo da como resultado una sensación de pérdida de valía, ya que los enfermos reducen sus actividades para concentrarse en su estado físico y experimentan numerosos síntomas menos concretos.[3]

La idea de la «resiliencia familiar» como un modo de gestionar el dolor crónico destaca el potencial de la familia, de las relaciones o incluso del apoyo social durante este proceso.

A pesar de que la aplicación de este modelo de cuidados puede precisar profesionales, tales como enfermeras o asistentes sociales, no resulta difícil observar cómo sus principios básicos pueden adaptarse a una autoadministración.[4]

La actitud clave consiste en identificar y construir lazos de apoyo (*véase* listado, página 45) más que en concentrarse en las deficiencias, lo que estimulará al individuo a ser más emprendedor, lo que es, de hecho, el fundamento de la resiliencia familiar. Este enfoque se basa en la influencia de las relaciones positivas entre las personas.

Las investigaciones demuestran que todas las familias tienen fuerza, y construir sobre esas fuerzas reduce los efectos adversos del dolor crónico. Este enfoque apoya el restablecimiento, o refuerzo, de la comunicación entre los distintos miembros de la familia (o las parejas) y, al poner énfasis en esas fuerzas, resta importancia al problema del dolor. Un modelo de resiliencia familiar referente a la gestión del dolor no sugiere que las personas se «recuperan» sin quedar afectadas por sus experiencias; más

bien se basa en lo que funciona en lugar de tan sólo limitarse a concentrarse en sus problemas.[5]

Características de la resiliencia familiar ideal

Su tarea consiste en identificar qué atributos y recursos de la resiliencia familiar principal puede aprovechar, para fortalecerlos y trabajar con ellos. Intente desarrollar aquellos que no se hallan presentes, quizá utilizando algunos de los diversos ejercicios y sugerencias que se presentan más adelante en este libro.

- **Una perspectiva positiva**: sentido del humor, confianza, optimismo.
- **Espiritualidad**: valores que se comparten con otros y que pueden dar significado a la situación, a los agentes estresantes y al dolor.
- **Acuerdo**: evitar el conflicto; sentido de cohesión.
- **Flexibilidad**: habilidad para ajustarse y modificar papeles familiares o de relación, en función de las circunstancias.
- **Comunicación**: habilidad para expresar sentimientos y emociones de una forma abierta; colaboración en la resolución de problemas: «no está solo».
- **Consideraciones económicas**: mantener el calor familiar, a pesar de posibles presiones económicas.
- **Tiempo en familia/para la relación**
- **Ocio compartido**
- **Rutinas y rituales**: estimular las actividades personales, privadas y propias de las parejas y de las familias para promover relaciones más cercanas.
- **Apoyo externo**: redes de contactos específicas de la enfermedad, fuentes compartidas, chats en internet, páginas web sociales.

La mente sobre la materia

Nada tiene ningún poder sobre mí, salvo el que le otorgo a través de mis pensamientos conscientes.
Anthony Robins (n. 1960)

Una persona bajo hipnosis, a la que se le entrega un cubo de hielo y al mismo tiempo se le dice que está muy caliente, lo percibirá como hirviendo y lo soltará con rapidez. Incluso puede que se produzca una ampolla en respuesta a ese «calor». La mente controla lo que sentimos, y si se la convence de que existe peligro (incluso si en realidad no hay ninguno), ésta defenderá al cuerpo del modo que le parezca más apropiado. Lo que cree la mente determina el significado del dolor, y existen formas seguras para modificar las convicciones que han reforzado el dolor, en lugar de modificarlo.

Pueden observarse algunos ejemplos extremos en personas que han sufrido lesiones, como roturas de fibras musculares durante la práctica de un deporte, que no sienten ningún dolor en ese instante. Se disocian de él, ya que no les resulta importante en el contexto de las intensas emociones que viven en ese momento. Si para la mente es posible eliminar o modificar el dolor de esta manera, también debería poderse aprender a aplicar esas técnicas de un modo consciente, y así ejercitar los beneficios del control mental durante la gestión del dolor.

La hipnosis utiliza técnicas que pueden ayudar a cambiar el modo en que uno percibe el dolor (otros métodos incluyen el *biofeedback* o biorretroalimentación, *véase* página 59, y la visualización, *véanse* páginas 78-81). Un hipnoterapeuta le ayudará a elaborar un guión para modificar creencias y sentimientos que le supongan obstáculos. (Como primer paso, podría rebautizar su dolor con el nombre de «malestar».) Una vez que haya conseguido relajarle profundamente, el terapeuta le leerá el guión. Éste podría incluir algo así como: «Observe su malestar: tiene forma y tamaño. Visualice cómo cambia su forma, se reduce y se torna más ligero. Sienta el efecto en su cuerpo, cómo va disminuyendo». También puede grabar el guión y practicar la autohipnosis.

Derecha Si la emoción de una carrera es suficiente para evitar que la mente perciba el dolor de una lesión, entonces debería ser posible convencer conscientemente a la mente para que modifique la percepción del dolor.

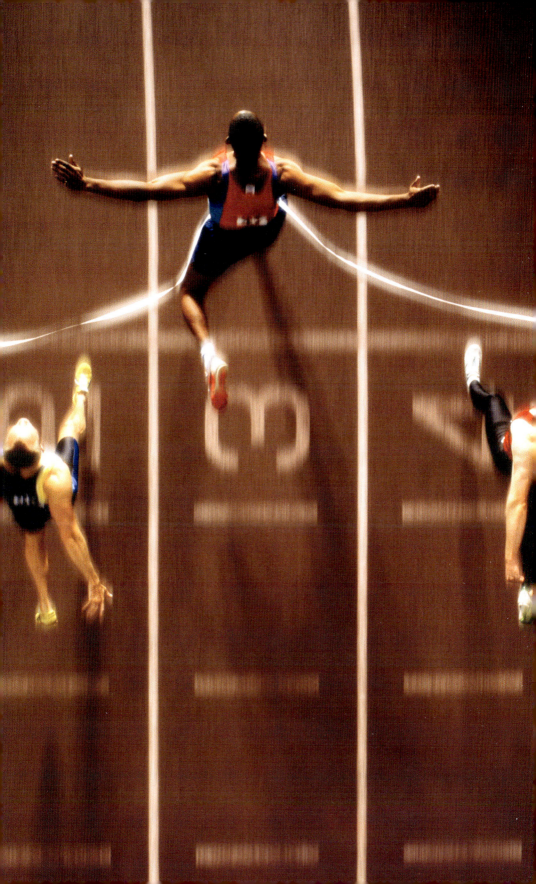

El comportamiento del dolor

El poder de la mente es tan grande que puede modificar su conducta de formas potencialmente peligrosas. Por ejemplo, si considera que el dolor en el cuerpo representa una amenaza para la vida, o que puede causarle una discapacidad importante, tenderá a comportarse de formas que eviten que perciba el dolor, pero que pueden alejarle de un funcionamiento normal, lo que dará lugar a consecuencias negativas.

El hecho de ser cuidadoso para evitar un empeoramiento del dolor es una cosa, y otra muy diferente es comportarse de un modo excesivamente cauteloso, ya que ello dará lugar a lo que se conoce como «comportamiento del dolor», que puede llegar a controlar su vida. Una actitud de vida que evite el dolor, con la cual se anulan las actividades cotidianas «por si acaso» se agravan los síntomas del dolor, le llevará paulatinamente a una falta de condición física que le dificultará cada vez más realizar una actividad normal. Incluso es posible que se concentre tanto en el dolor que sus esperanzas de una posibilidad de recuperación sean limitadas. Por fortuna existen modos de modificar estos comportamientos y creencias:

- Infórmese sobre su enfermedad y comprenda que ésta se puede agravar mediante la falta de actividad (*véanse* páginas 108-111), de modo que la información veraz, antes que el miedo, le permita cambiar su actitud.
- Empiece a mostrarse activo en lo que respecta a la autogestión de su dolor, de sus emociones y de su entorno, y desarrolle un programa estructurado para incrementar sus niveles de actividad para ampliar sus horizontes en lugar de reducirlos; así modificará los patrones de conducta que es posible que le estén impidiendo una mejoría al alcance de sus posibilidades.

Para volver a un «comportamiento del bienestar», elabore una lista de actividades placenteras que evita a causa del dolor. Considere las que puede llevar a cabo y anote el modo en que quiere conseguir sus objetivos. Empiece con una de esas actividades en las próximas 24 horas.

Afirmaciones

Cuando el dolor es grave, es posible que la sensación prolongados de desesperación e impotencia le resulte insoportable. Las afirmaciones (frases positivas que se repiten una y otra vez), utilizadas con un sentimiento de confianza en su eficacia, pueden reafirmar su determinación de sobreponerse a la esclavitud del dolor, con lo que favorecerá un equilibrio positivo a la negatividad dominante.

Los pares de frases que se muestran en la página siguiente son solamente algunos ejemplos en los cuales puede, o no, basar sus propias afirmaciones. Al construir sus frases, intente asegurarse de que no utiliza ningún término negativo ni vacilante.

Por ejemplo, afirmar «Puedo conseguir cualquier objetivo que me proponga. Me siento positivo y seguro» es mucho más útil que decir «Es posible que pueda conseguir mis objetivos si lo intento. No me siento negativo ni dudoso».

Una palabra clave que puede emplearse en las afirmaciones es «opción». Decantarse por escuchar el consejo de aquellos que abogan por las estrategias de la afirmación es, por sí misma, una acción afirmativa. Por supuesto, tener dudas sobre la validez de tales reivindicaciones es muy comprensible. Sin embargo, si existe una necesidad obvia de dar un sentido positivo a una enfermedad que curse con dolor, el escepticismo frente a un proceso que claramente no va a provocar daño alguno, y que quizá hasta resulte útil, es inútil. Deje de lado sus dudas y enfréntese a sus afirmaciones como si tuvieran un valor incuestionable. Practíquelas con regularidad, tan a menudo como le sea posible, sobre todo cuando se sienta deprimido. Propóngase como objetivo demostrarse a sí mismo que en realidad funcionan.

- Diga estas afirmaciones cada día, más de una vez, *incluso antes de que se las crea*.
- Dígalas mirándose al espejo, con convicción y, si es posible, con una sonrisa en los labios.
- Dígalas en *presente*.

Cuando el dolor le haga sentirse nervioso y tenso

«Mi cuerpo y mi mente se bañan en la luz del espíritu.»

«Abandono mis preocupaciones. Me siento libre para alcanzar mis objetivos.»

Cuando el dolor le lleva a la depresión

«Mi dolor es una fracción de mi vida. Mi realización personal es más grande.»

«Todavía controlo mi vida. Mi persona y mis relaciones lo son todo.»

Cuando el dolor vuelve

«El cuerpo sigue su propia sabiduría. La curación continúa.»

«Incluso los cielos estivales tienen nubes. He conseguido pasar por ello antes.»

Cuando el dolor le provoca irritabilidad

«Nadie es responsable de mi dolor. Llegaré a todas las personas que valoro.»

«Soy una balsa en calma, alimentada por el amor de mi familia y amigos.»

Cuando el dolor le hace sentir aislado

«Hay personas que me quieren, incluso si están ausentes.»

«Mi aportación es importante, incluso si necesito descansar.»

Cuando el dolor está relacionado con hechos del pasado

«Abandono el pasado con amor: es libre y yo soy libre.»

«En mi corazón todo está bien. Mi dolor se esfuma.»

Cuando el dolor precisa una gran fuerza

«Tengo el deseo de superar mi dolor, de vivir con tanta plenitud como sea posible.»

«Puedo conseguir todo lo que me propongo. Me siento positivo y confiado.»

Cuando el dolor va acompañado de sentimientos de miedo

«Inspiro el sentimiento de calma y de paz; espiro el miedo.»

«Mi cuerpo está en calma y en paz, y el dolor en [parte del cuerpo] se cura.»

Dejar que ocurra

Una travesía de mil millas debe empezar con un simple paso.
Lao-tsé (604-531 a. C.)

Las buenas intenciones rara vez son suficientes. ¿Con qué eficacia sigue usted un programa o un consejo de salud? La verdad es que incluso cuando nuestra salud es buena y no sentimos dolor, cada uno de nosotros podría hacer una lista de cosas que deberíamos hacer (o dejar de hacer), que, casi con total certeza, mejorarían nuestro estado de salud, a corto o a largo plazo. Sin duda alguna, usted habrá ignorado algunos de los consejos de salud que le ha dado su médico.

La naturaleza humana es así, de modo que resulta valioso ser consciente con respecto a las posibles dificultades que pueden surgir conforme empieza a hacer planes para su recuperación del dolor, para evitar culparse o sentirse mal si las cosas no salen como tiene previsto. Resulta muy sencillo dejar de hacer las cosas cuando uno no se siente muy dispuesto o capaz de hacer lo necesario para conseguir un objetivo. Si anticipa, desde el principio, la posibilidad de que existan períodos de dificultad, así como fracasos temporales o parciales, será menos probable que acabe por abandonar por completo sus planes.

Al reducir los agentes de estrés mecánicos, químicos y psicológicos sobre su cuerpo, conseguirá mejorar el funcionamiento de sus sistemas de recuperación y regeneración (*véanse* páginas 25-27). Conforme empiece a percibir mejorías iniciales con respecto a su experiencia del dolor, su motivación para continuar con su esquema debería reforzarse. No obstante, por desgracia, su motivación se estancará y empezará a disminuir una vez que haya conseguido una reducción notable del dolor. Para evitar la autocomplacencia, es posible que precise refrescar su estrategia mediante la reevaluación de sus objetivos y de los métodos que utiliza para conseguirlos (*véase* página 169). Al repasar su diario del dolor (*véanse* páginas 35-37) de una forma regular, podrá no solamente comprender su enfermedad, establecer sus objetivos y valorar el éxito en su consecución, sino también identificar nuevas direcciones a seguir.

La motivación implica un deseo de cambiar las cosas a mejor, y requiere confiar en que los cambios que se pide a sí mismo pueden incluso dar lugar a una mejoría.

Su convicción debe fundamentarse en objetivos realistas, no en falsas esperanzas, que son el motivo por el cual debería adquirir información y comprender los porqués y para qué son los cambios que realiza. Una vez haya adquirido este conocimiento, estará optando conscientemente por tomar el camino del bienestar y la recuperación.

Un lugar obvio y adecuado para iniciar su trabajo de investigación es su médico (aunque también es válido encontrar datos por su cuenta a través, por ejemplo, de un libro o de Internet). Tradicionalmente, la relación entre médico y paciente ha sido de desigualdad: el médico le proporciona unas instrucciones a seguir, incluso si usted no acaba de comprender el fundamento del tratamiento prescrito. Sin embargo, quizá resulte más constructivo pensar en la relación médico-paciente como un tipo de relación propia de una asociación, en la cual el paciente acepta de un modo activo llevar a cabo las acciones prescritas una vez que ha comprendido en qué se fundamentan. Los resultados de diversos estudios sugieren que cuanto más comprendamos el motivo por el que debemos practicar ejercicio, cambiar nuestra dieta o utilizar métodos de relajación, entre otros, más fácilmente encontraremos la motivación para seguir el tratamiento. Hay tratamientos o planes de autoayuda que no funcionan porque fracasa la perseverancia en su aplicación.

En términos médicos, esto se conoce como fracaso para adherirse o acatar el plan, consejo o enfoque prescrito, y ocurre del mismo modo tanto si se trata de un consejo de otros como si actúa siguiendo sus propias investigaciones.

Si desea que sus planes se conviertan en realidad, es importante que se establezcan unos objetivos adecuados y asequibles. Puede resultar de ayuda seguir estos pasos:

- Comprender la fisiología de su problema de dolor, de forma que tenga una idea clara de cómo la puede modificar (*véanse* páginas 54-55).
- Practique la visualización de procesos generadores de dolor, de manera que sea capaz de generar imágenes mentales que ejerzan una influencia positiva en la situación.
- Desarrolle y practique métodos y ejercicios que promuevan una reducción del dolor y que mejoren sus funciones.
- Permita que pase un tiempo para que los diferentes elementos trabajen en consonancia y produzcan resultados; para conseguirlo, deberá ajustarse a sus objetivos y realizar controles periódicos de su progreso (utilice su diario del dolor como una herramienta).

Recursos personales

Los psicólogos de la salud han identificado cuatro rasgos de personalidad, conocidos como «recursos personales», que ejercen un impacto significativo en nuestro nivel de motivación al aplicar estrategias de autoayuda.

- La **conciencia corporal** describe la habilidad para concentrarse en diferentes partes del cuerpo cada vez y comprender las necesidades de cada una de ellas: practicar el ejercicio de entrenamiento autógeno de la página 62 le ayudará a mejorar su conciencia corporal.
- El **autoenfoque** implica la aceptación de uno mismo y de sus necesidades, lo que le otorgará la capacidad para ocuparse de sí mismo y tener un sentido de su propio valor. Las visualizaciones (*véanse* páginas 78-81) y las afirmaciones (*véanse* páginas 49-50) pueden mejorar estas cualidades.
- El **locus de control** hace referencia a su concepción sobre los acontecimientos que ocurren a su alrededor, es decir, si usted considera que están fuera de su control o, por el contrario, que puede ejercer una influencia sobre ellos (*véanse* páginas 40-42).
- La **habilidad para hacer frente a las dificultades** supone reconocer sus propias limitaciones y trabajar con ellas. Una persona con una escasa habilidad para hacer frente a las situaciones difíciles será propensa a ignorar el dolor y hacer cosas en exceso, lo que retrasará su recuperación. Este libro debería mejorar sus habilidades para hacer frente a las dificultades y que pueda aplicar sus conocimientos en la elección de sus opciones diarias.

Mejorar el cumplimiento

Si, tal y como nos sugiere la evidencia, comprender el dolor es fundamental para tratarlo, también tiene importancia el modo a través del cual haga suya la información. Las estrategias que elija para mejorar la eficacia de sus técnicas de modificación del dolor[6] dependerán de si usted sigue un sistema de aprendizaje auditivo, visual o kinestésico. ¿Es usted una persona que aprende y comprende al escuchar la información? ¿O más bien la retiene mediante la lectura? ¿O aprende a través de la actividad física y retiene mejor la esencia de la información escrita si ésta se presenta de un modo llamativo y lleno de color?

Si sabe cuál de las descripciones se ajusta más a su persona, puede utilizar el modo de aprendizaje que mejor se adapte a usted y desarrollar sus capacidades cuando planifique y lleve a cabo sus estrategias de reducción de dolor. Si sigue un sistema de aprendizaje auditivo:

• Utilice la comunicación verbal con los demás, y consigo mismo si fuera necesario, quizá mediante la grabación de la información y de las afirmaciones, de modo que pueda escucharlas una y otra vez.

• Considere la posibilidad de repetirse en voz alta la información repetidamente.

• Mantenga la simplicidad, la brevedad y el ritmo en sus mensajes.

Si sigue un sistema de aprendizaje visual:

• Utilice material escrito y visualmente estimulante para obtener información.

• Elabore imágenes mentales a las que pueda hacer referencia, sobre todo mediante ejercicios de visualización (*véanse* páginas 79 y 81).

• Use ordenadores para acceder y mostrar el material y considere la posibilidad de emplear también la dimensión auditiva.

Si sigue un sistema de aprendizaje kinestésico (y aprende mediante la actividad):

• Pruebe los ejercicios físicos descritos más adelante en el libro (*véanse*, en particular, los capítulos «Trabajo corporal y rehabilitación» así como «Terapias complementarias»).

Resolución de problemas

Es muy sencillo desarrollar el hábito de evitar las tareas cotidianas que le resultan difíciles a causa del dolor. Este ejercicio le ayudará a elaborar y realizar planes para que esas actividades le resulten más fáciles de gestionar.

1 Elabore un listado de las actividades cotidianas que le resultan difíciles a causa del dolor. Entre ellas podría incluir vestirse, cocinar, ir de compras o ejecutar una tarea específica en el despacho, tal como ponerse frente al ordenador.

2 Elija una zona problemática. Otórguele una «puntuación de dificultad» de 0 a 10: no ser capaz de realizar la actividad sería 10 y poder hacerla perfectamente y sin dolor equivaldría a 0. ¿Cuál es el «valor» de una tarea difícil en este momento?

3 Ahora, redacte un listado de estrategias: tácticas, equipo, ayudas, entrenamiento o un nuevo aprendizaje de habilidades que pueden ayudarle a conseguir las tareas más difíciles.

4 Valore su listado de estrategias. ¿Cuáles resultan más sencillas de poner en práctica? Empiece por ellas. ¿Necesita ayuda externa para realizar alguna? Consiga la ayuda. ¿Se trata de cosas que puede organizar solo? Hágalo.

5 Repita los pasos 2 a 4 para cada una de las cuestiones de su lista original de zonas problemáticas. Registre cada actividad en su diario del dolor.

6 Valore las actividades cada semana y anote esos valores en su diario del dolor. Observe cómo el total de valores desciende conforme toma forma el plan.

- Intente asegurarse de que la información aparezca de un modo que refuerce su sistema de aprendizaje: por ejemplo, al reforzar la retención de ideas mediante su vinculación a movimientos físicos. De ese modo, si lee las instrucciones de un ejercicio, debería al mismo tiempo realizarlo; sería ideal si una persona pudiera evaluar su práctica.

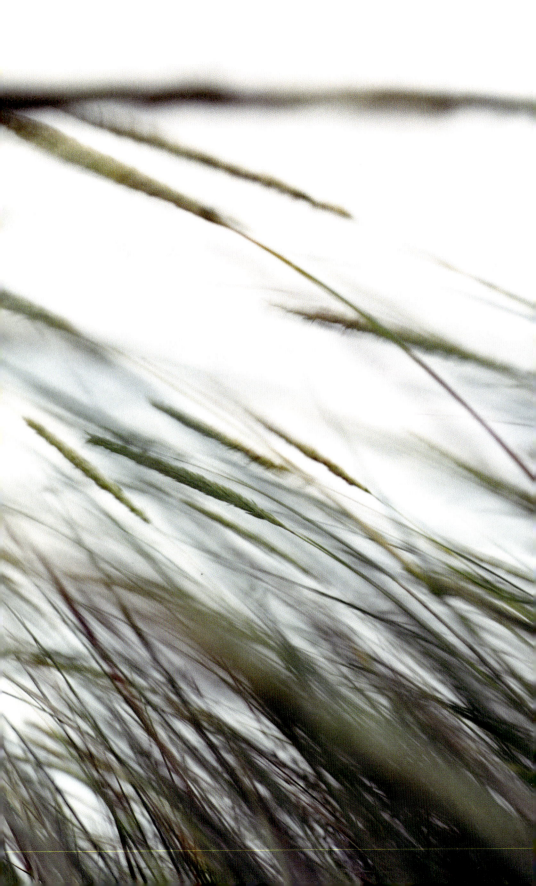

Encontrar la paz

Imagínese a sí mismo relajado y sin dolor. En el capítulo anterior se ha visto cómo es posible utilizar el poder de la mente para empezar a sentirse de ese modo. Este capítulo le propone métodos probados diseñados para guiarle hasta lo que se conoce como «respuesta de relajación». Esto es exactamente lo contrario a la «respuesta frente al estrés» (durante la cual aumenta nuestra tensión y nos alejamos de las situaciones dolorosas).

El modo en que cada persona se relaja es muy diverso. Para algunas, puede suponer trabajar los músculos en tensión-distensión, para «recordar» al cuerpo lo que se siente al estar «relajado». Para otros, los ejercicios de respiración, de meditación o de visualización pueden ser más eficaces. Pruebe algunas de las técnicas que se presentan en este capítulo y practique con regularidad aquellas que mejor le funcionen. Con una aplicación repetida, debería poder observar cómo, durante las siguientes semanas, se produce una alentadora mejoría.

Libere sus músculos para liberar su mente

Cuando uno experimenta un dolor repetitivo, o se siente nervioso de algún modo, los músculos se tensan y dificultan la relajación. Esta falta de capacidad de relajamiento físico puede llevar a un círculo vicioso de tensión en creciente aumento, fatiga, ansiedad y dolor. Por fortuna, existen numerosas técnicas que le permitirán tanto prevenir como contrarrestar los efectos de una tensión física excesiva.

Los músculos en tensión precisan un mayor aporte de oxígeno que los que están relajados, pero, irónicamente, los vasos sanguíneos que transportan sangre nueva y oxigenada a los músculos se estrechan a causa del tejido que se halla en estado de tensión. Esta situación se agrava a causa de una respiración superficial, que por lo general se produce cuando uno se siente nervioso y ha descuidado la actividad física (aeróbica) [*véase* página 64]. Del mismo modo, cuando los músculos se tensan, los residuos del organismo se excretan con menos eficacia. La combinación entre una mala oxigenación del tejido muscular y la retención de desechos metabólicos lleva a un estado de incomodidad y agarrotamiento, que causa ¡una mayor tensión! Este estado, conocido como *excitación simpática*, forma parte del mecanismo de lucha o huida, originalmente conce-

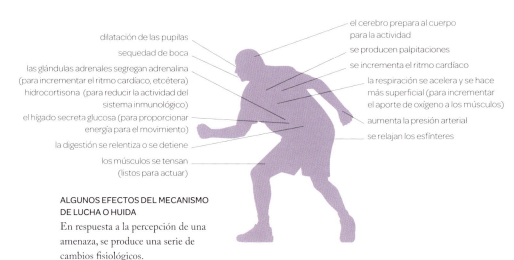

dilatación de las pupilas

sequedad de boca

las glándulas adrenales segregan adrenalina (para incrementar el ritmo cardíaco, etcétera) hidrocortisona (para reducir la actividad del sistema inmunológico)

el hígado secreta glucosa (para proporcionar energía para el movimiento)

la digestión se relentiza o se detiene

los músculos se tensan (listos para actuar)

el cerebro prepara al cuerpo para la actividad

se producen palpitaciones

se incrementa el ritmo cardíaco

la respiración se acelera y se hace más superficial (para incrementar el aporte de oxígeno a los músculos)

aumenta la presión arterial

se relajan los esfínteres

ALGUNOS EFECTOS DEL MECANISMO DE LUCHA O HUIDA
En respuesta a la percepción de una amenaza, se produce una serie de cambios fisiológicos.

Biorretroalimentación (*biofeedback*)

La biorretroalimentación le permite cambiar algunos aspectos del modo en que funciona su cuerpo (al aumentar la temperatura o relajar algunas zonas del organismo), simplemente con pensar en ellos. Debido a que el dolor crónico suele ir acompañado de sentimientos emocionales de angustia, resulta útil darse cuenta de que nuestras emociones ejercen una influencia directa en las sustancias químicas de nuestro cuerpo relacionadas con el sistema nervioso, de forma que actúan en la intensidad del dolor; asimismo, la biorretroalimentación puede ayudarle a cambiar tanto las emociones como el dolor.[1]

Un dispositivo de biorretroalimentación de uso doméstico es pequeño y relativamente barato; incluye unos electrodos que miden algunos aspectos de la función corporal, tales como el pulso o la frecuencia respiratoria, o el grado de temperatura o tensión en una zona en concreto. Este dispositivo muestra la información a través de una imagen en pantalla o un sonido.

Ejemplos del modo de funcionamiento de la biorretroalimentación incluyen:

- Medir la tensión muscular en la zona dolorida. La mayoría de las personas son capaces de percibir los cambios en la tensión muscular (*véase* el ejercicio página 61). Puede aprender a reducir esa tensión (y el correspondiente dolor) utilizando como guía los cambios en el sonido o la imagen de la pantalla.
- Medir la temperatura del tejido afectado empleando el dispositivo para aprender, a través de las instrucciones que se envían a esa parte del cuerpo desde el cerebro, a incrementar o reducir la temperatura.
- Medir los cambios en su frecuencia respiratoria, algo directamente vinculado a su estado emocional (*véase* página 64).

Al relajarse profundamente y concentrarse en la máquina de biorretroalimentación, puede autoentrenarse para incrementar o reducir el intervalo entre las luces intermitentes y los pitidos. Por lo general son precisas unas instrucciones generales antes de practicar la biorretroalimentación por su cuenta. Esta técnica presenta un elevado nivel de éxito en la reducción del dolor.

bido para prepararle para alejarse del peligro o para defenderse de él. Cuando suena la alarma se libera la adrenalina, que produce una tensión automática en los músculos. Al mismo tiempo, se incrementa la frecuencia del latido cardíaco, la respiratoria y la tensión arterial, para dar respuestas a las demandas anticipadas del organismo. También se suceden otros reflejos instantáneos: todos ellos son reversibles una vez que ha pasado el peligro. Sin embargo, si se produjera un extenso período de emergencia, y la alarma y el estrés continuaran, sus músculos se mantendrían en tensión permanente y su cuerpo estaría siempre preparado para entrar en acción. Este estado prolongado de excitación simpática lleva al agotamiento y al dolor.

Con el transcurso del tiempo, la tensión muscular puede convertirse en algo habitual. Este malestar físico puede enviar al cerebro mensajes sobre su estado de ansiedad o de agitación, lo que le llevará todavía más lejos de un estado de relajación. Puede incluso llegar a un punto en el que ni siquiera se dará cuenta de su elevada tensión muscular, por lo que relajar la musculatura será cada vez más difícil. Esto significa que, si intenta relajarse, probablemente el efecto que consiga será el contrario: tensará sus músculos todavía más porque habrá olvidado la sensación que produce la relajación. En ese caso, deberá volver a aprender a relajarse.

Sin embargo, son necesarios unos consejos de precaución. Cuando una persona que no ha sido capaz de relajarse durante mucho tiempo por fin consigue la sensación de relajación, las primeras experiencias de liberación pueden ser casi espantosas, como si se pudiera llegar a perder el control. De modo que esté preparado para sentirse un poco «perdido» cuando empiece a relajarse. No obstante, usted estará perfectamente seguro; todo lo que le ocurre y lo que experimenta es una serie de sensaciones nuevas (o viejas, pero olvidadas). Recuerde que todo lo que le sucede conforme se relaja está, en última instancia, bajo su control. Puede detenerse cuando quiera, volver a empezar cuando desee o incluso recuperar su estado de tensión, si así lo precisa.

Resulta crucial, sin embargo, que encuentre un modo de liberarse de la tensión, únicamente porque sólo con la relajación su organismo tendrá la posibilidad de volver a hacer retroceder los procesos hormonales perjudiciales que han sido inducidos por el estrés. Provocar estos cambios químicos reducirá, en gran medida, sus niveles de dolor.

Relajación muscular progresiva

Este ejercicio le ayudará a reconocer la tensión muscular conforme va aumentando, lo que le permitirá detenerla antes de que se quede fija. Incluso sería de mayor ayuda si utilizara la biorretroalimentación (*véase* página 59) para medir la tensión muscular. Podrá obtener resultados rápidamente si practica el ejercicio con regularidad. Para obtener un mayor beneficio practíquelo cada día de 5 a 10 minutos. Podrá liberar la tensión muscular sin tensar antes los músculos, sólo con observar su cuerpo y eliminar la tensión (paso 5).

1 Recuéstese en el suelo, con los brazos y las piernas estirados. Apriete el puño de su mano dominante y mantenga la presión durante 10 segundos. Relaje la mano y disfrute de la sensación de liberación durante 10 a 15 segundos. Repita la actividad. A continuación, repita dos veces con la otra mano.

2 Levante los dedos del pie de su hemisferio dominante hacia el techo. Mantenga esta postura durante 10 segundos. Relájese durante 10 a 15 segundos. Repita de nuevo. Vuelva a practicar el ejercicio dos veces con el otro pie.

3 Realice la misma secuencia en al menos cinco zonas más, o pares de zonas, trabajando desde los pies a la cabeza. Por ejemplo: empuje su rótula hacia la cadera para tensar los músculos del muslo; apriete los glúteos; meta el abdomen con fuerza; inspire, contenga la respiración y, al mismo tiempo, junte los omóplatos; tense los músculos que rodean los ojos y la boca; frunza el ceño.

4 Practique los ejercicios a diario durante varias semanas. Empiece a tensar y a relajar grupos de músculos, por ejemplo, todos los del cuello o del tórax; disfrute de la sensación de liberación que produce su relajación.

5 Al cabo de otra semana, olvídese de la tensión; concéntrese en su cuerpo y ordénele que se libere y se relaje. Esto será mucho más sencillo si también practica el ejercicio del entrenamiento autógeno (*véase* página 62).

Entrenamiento autógeno

Existen numerosas evidencias que aseguran que el entrenamiento autógeno (biorretroalimentación sin dispositivos) puede enseñarle a influir de un modo beneficioso en el sistema nervioso autónomo. Si sigue estos pasos durante 10 minutos cada día, aprenderá a proyectar sensaciones en partes de su cuerpo, para relajar los músculos, mejorar la circulación o aliviar una inflamación.

1 Recuéstese cómodamente, con un cojín debajo de la cabeza, las rodillas flexionadas, las plantas de los pies en el suelo y los ojos cerrados. Concéntrese en su brazo dominante y diga en silencio: «Mi brazo pesa mucho». Visualice y perciba un brazo relajado y pesado. Durante un minuto, aproximadamente, repita esa misma afirmación: «Mi brazo pesa mucho». Es posible que su mente divague de vez en cuando. No se preocupe, es normal, pero intente siempre volver a su brazo y a su peso. Disfrute de la sensación de liberación, o relajación, asociada a estas sensaciones.

2 A continuación, concéntrese en el otro brazo, y haga exactamente lo mismo durante más o menos un minuto.

3 Ahora, concéntrese en la pierna izquierda y luego en la derecha, cada una durante un minuto. Repita continuamente las afirmaciones sobre el peso de sus extremidades relajadas.

4 Vuelva a su brazo dominante y diga: «Mi brazo está caliente». Aplique este mensaje de calor a las tres extremidades restantes, siguiendo el mismo orden que antes, durante un minuto en cada caso. Sienta cómo el calor se expande y disfrute de esta sensación.

5 Concéntrese en su frente y afirme que presenta una sensación de frío y frescor. Mantenga este pensamiento en su mente durante un minuto. Al final, estírese: apriete los puños, flexione los codos y extienda sus brazos. Abra los ojos y siéntase alerta y relajado.

Un primer paso para liberarse de un estado de tensión consiste en utilizar unos buenos métodos de relajación muscular, de los cuales el más conocido es el denominado relajación muscular progresiva (*véase* ejercicio página 61). Otros modos de relajar la tensión muscular, y así ayudar a calmar la mente, incluyen los estiramientos (tales como el yoga y la técnica de energía muscular, *véanse* páginas 103-107) y la biorretroalimentación (*véase* página 59).

El entrenamiento autógeno, que combina elementos de la relajación muscular progresiva y de la meditación, trabaja sobre la parte de su sistema nervioso que normalmente no puede controlar, conocida como sistema nervioso autónomo. Éste se divide en sistema nervioso simpático, que nos da las señales de alarma, tales como la respuesta de lucha o huida, y crea sentimientos de aprehensión y ansiedad; y el sistema nervioso parasimpático, que produce sensación de relajación (*véanse* páginas 18-19). El ejercicio de entrenamiento autógeno que se presenta en la página anterior le ayudará a aprender cómo controlar algunos aspectos de estas respuestas autónomas, lo que facilitará la actividad simpática y realzará la parasimpática.

Con el transcurso del tiempo, si adquiere una buena práctica en los ejercicios que se presentan en esa sección, llegará a un punto en el que será capaz de reconocer cuándo se crea tensión y, por tanto, automáticamente, incluso sin hacer los ejercicios, podrá «detenerla». Por ejemplo, con el entrenamiento autógeno, será capaz de percibir sensaciones de pesadez en una zona concreta del cuerpo para disipar la tensión. También se pueden emplear los ejercicios autógenos para aliviar el dolor provocado por una mala circulación (al desarrollar sensaciones de calor) o por las inflamaciones (al generar sensaciones de frío). Se trata de un paso enorme en el control del dolor, así como en el fomento de la buena salud.

Respirar mejor

¿Se ha dado cuenta de que su forma de respirar cambia en función de cómo se siente? Cuando está tenso o nervioso, por ejemplo, es más probable que su respiración sea rápida y superficial, y que utilice la parte superior del tórax para respirar. En realidad, se trata en cierto modo de la reacción frente al estrés (la respuesta de lucha o huida, *véase* página 58), porque una respiración rápida mantiene al organismo en alerta; es un modelo que puede convertirse en algo habitual en un ciclo de presión y tensión, sobre todo cuando existe un trasfondo de dolor crónico.

La respiración que utiliza la parte superior del tórax (clavicular) no es eficaz y le hace sentir menos relajado y más nervioso que aquella que emplea el diafragma (la respiración diafragmática o abdominal). Tal y como demuestra la sensibilización central (*véanse* páginas 20-21), una respiración incorrecta puede incrementar su percepción del dolor. Respiramos con mayor rapidez cuando estamos estresados o ansiosos, y una respiración rápida nos hace sentir todavía más nerviosos. Aprender a respirar mejor ayuda tanto a aliviar el dolor como la sensación de estrés.

Una respiración clavicular extrema recibe el nombre de hiperventilación; ésta implica un modelo paradójico en el cual el diafragma se eleva durante la inspiración y cae en la espiración, justo lo contrario de lo que sería lo normal. La respiración clavicular también utiliza en exceso los principales músculos de la respiración, tales como los escalenos, que se hallan entre el cuello y las costillas superiores. Lo que ocurre entonces es que los músculos se estresan, tensan y causan dolor, y pueden desarrollar puntos gatillo (*véanse* páginas 99-100). Los principales músculos afectados por un patrón de respiración alterado son los que se hallan entre los hombros y el cuello, que unen las partes frontal y posterior del cuello con las costillas y los omóplatos. Se trata de los músculos más relacionados con los dolores crónicos de cabeza y de cuello.

Cuando usted llena un vaso con agua, éste se llena desde la base. Del mismo modo, los pulmones se llenan con mayor eficacia, y con el menor esfuerzo, cuando utiliza el diafragma para llenarlos desde su base. Cuando su respiración utiliza la parte superior del tórax, el aire fresco y oxigenado no llega hasta la parte inferior de los pulmones. Si inspira cuando está relajado, el diafragma actúa como un pistón en una bomba de bici-cleta, es decir, desciende y transporta aire hasta los pulmones, de modo que el abdomen se expande. Cuando el diafragma recupera su posición de reposo, expele el aire y su ab-domen reduce su volumen. Pero si no ha conseguido espirar todo el aire, su siguiente inspiración solamente podrá llenar la parte superior de los pulmones, ya que no se puede llenar de aire un espacio que ya está ocupado por el aire viciado. De ese modo, la respira-ción con la parte superior del tórax (o clavicular) es ineficaz y lleva a una respiración más rápida para proporcionar oxígeno al cuerpo. La mejor manera de llenar los pulmones no consiste en concentrarse en la profundidad de la inspiración, sino en aprender a *espirar* totalmente, de modo que la siguiente inhalación sea, automáticamente, más profunda.

Respirar no consiste tan sólo en obtener la cantidad adecuada de oxígeno, sino también en expeler la cantidad correcta de dióxido de carbono. El dióxido de carbono que se espira se deriva del ácido carbónico que circula en su sangre. Cuando usted respi-ra con rapidez, de un modo clavicular, es posible que elimine *demasiado* dióxido de car-bono, dando como resultado una sangre demasiado alcalina para las necesidades de su organismo (lo que se conoce como alcalosis respiratoria). Cuando esto sucede, se produ-cen automáticamente algunas respuestas no deseadas, en una reacción en cadena de cam-bios, de los cuales uno de los más notables es que aumenta su sensibilidad al dolor.

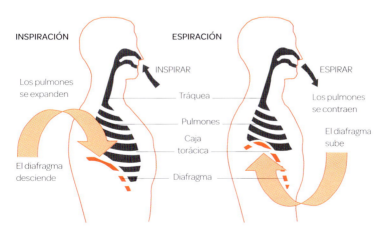

INSPIRACIÓN   ESPIRACIÓN

Los pulmones
se expanden

INSPIRAR   ESPIRAR

Tráquea   Los pulmones
se contraen

Pulmones

Caja   El diafragma
torácica   sube

El diafragma   Diafragma
desciende

LA RESPIRACIÓN DIAFRAGMÁTICA
La respiración gestionada por el diafragma, no por la parte
alta del tórax, fomenta la relajación y el alivio del dolor.

Otro de los síntomas de la alcalosis debida a la hiperventilación es que los múscu-los se tensan y son propensos a sufrir calambres, con sensación de hormigueo. Asimismo, se tensan los músculos lisos que rodean los vasos sanguíneos, de forma que pasa menos sangre (y, por tanto, menos oxígeno) hacia sus músculos y su cerebro. Esto es motivo de fatiga y falta de resistencia, así como de síntomas tales como la dificultad para concen-trarse y lapsos de memoria reciente (a menudo denominados *niebla cerebral*).

Además, cuando la sangre es demasiado alcalina, el sistema nervioso simpático se excita con más facilidad (*véase* página 60), lo que le llevará a sentir nerviosismo y ansiedad, incluso a sufrir ataques de pánico. A corto plazo, una respiración desequilibra-da implica que tendrá la sensación de enfadarse con más rapidez de la normal y, si el sistema nervioso se ha sensibilizado, su dolor será todavía peor.

Todos estos síntomas pueden empeorar cuando el patrón de respiración clavicu-lar coincide con un episodio de hipoglucemia, por ejemplo, si se salta una comida, o durante la segunda fase del ciclo menstrual (debido a los elevados niveles de progestero-na), lo que puede explicar algunos aspectos del síndrome premenstrual, particularmente si sufre calambres y dolor.

Con esto en mente, no resulta difícil comprender el motivo por el que el aumen-to del dolor, la sensibilidad y la ansiedad son resultados casi inevitables de un desequili-brio en el patrón de la respiración.

La solución: respirar con el diafragma

La respiración diafragmática fomenta una mente en calma; de hecho, si respira de esta manera, crea un «círculo virtuoso», ya que la mente y el cuerpo se tranquilizan recípro-camente. Algunas personas presentan una respiración diafragmática sin incluso pararse a pensar en ello, pero es posible que usted haya perdido este hábito tan sano y, en su

Precaución: Los niveles más elevados de dióxido de carbono y un mayor aporte de oxígeno al cerebro pueden hacerle sentir ligeramente mareado después o durante la práctica de los ejercicios que se presentan en las páginas 67, 69 y 71. Permanezca sentado con tranquilidad hasta que esa sensación cese. Es del todo normal y desaparecerá de manera gradual conforme su organismo aprenda a tolerar los efectos de una respiración más lenta.

Respirar para relajarse, relajarse para respirar

Practique este ejercicio cada día durante una o dos semanas, antes de empezar con la respiración que se propone en la página 69. Hágalo en una estancia tranquila, cálida, en un momento en que nadie vaya a interrumpirle e idealmente antes de una comida o , al menos, dos horas después.

1 Siéntese o recuéstese, de modo que permanezca apoyado. Cierre los ojos, relájese y examine su cuerpo en busca de tensiones. Empiece por las puntas de los pies y trabaje en sentido ascendente, hacia las piernas, las caderas, las nalgas, el abdomen, la cintura, la espalda, el tórax, los hombros, los brazos, las manos, de vuelta por los brazos hacia los hombros, el cuello, la mandíbula, la cara, los ojos, la frente y el cuero cabelludo. De manera consciente, libere la tensión: apriete la zona de dolor y después relájela. También puede concentrarse en sensaciones tales como la pesadez y el calor (*véase* página 62). Practíquelo durante unos cuantos minutos.

2 Coloque una mano sobre la parte superior del abdomen, debajo de sus costillas, y otra en la parte superior del tórax (la posición arriba-abajo, *véase* página 68). Sin hacer nada para modificar su respiración, cada vez que espire valore qué mano se mueve más, y en qué sentido.

3 Empiece a contar en silencio la duración de las inspiraciones y de las espiraciones. Concéntrese en la espiración y deje que la inspiración ocurra por sí misma. Idealmente, la espiración debe durar un poco más que la inspiración. Tras cada espiración, haga una pausa de un segundo; a continuación, vuelva a inspirar lenta y fácilmente.

4 Conforme se relaja, notará que su tórax tiene que hacer cada vez menos esfuerzo. La mano que ha colocado en el tórax tendrá cada vez menos trabajo. La que se halla en el abdomen se moverá más. Su frecuencia respiratoria será más lenta. Disfrute del ejercicio durante 5-10 minutos.

lugar, utilice la parte superior del tórax para respirar, incluso cuando permanece sentado (*véase* la prueba arriba-abajo, páginas 68-70). La falta de condición física (aeróbica) promueve la respiración clavicular, pero, evidentemente, esto es más probable que ocurra cuando el dolor crónico reduce su capacidad para practicar ejercicio con regularidad.

Los ejercicios sencillos y seguros que se describen en las páginas 67, 69 y 71 deberían mejorar su patrón de respiración y fomentar una mente más tranquila y un cuerpo menos afectado, lo que le ayudará a reducir su dolor. Al principio, respirar mejor, tal y como se ha descrito en estos ejercicios, podrá no parecer tan «natural», pero pronto, si practica con regularidad, su cuerpo empezará a recordar que éste es el modo en el que solía respirar y comenzará a sentir que realmente es *más fácil*. Una vez asumido esto, empezará a ser consciente de los momentos en los que el estrés afecte a su respiración y le resultará más sencillo respirar bien. La práctica regular le ayudará a que su cuerpo se acostumbre al sentimiento y al ritmo de una buena respiración, así como a los niveles ligeramente más altos de dióxido de carbono. Sabrá, por los síntomas, que está mejorando gracias a los cambios establecidos, así como por su sentimiento de una enorme calma y por los resultados de la prueba de aguantar la respiración (*véase* página 70).

Un ciclo normal de respiración diafragmática sin control (inspiración y espiración) tarda de media unos cinco segundos, lo que da lugar a 12 respiraciones por minuto, 720 la hora, 17.280 al día. Si su respiración es clavicular durante la mayor parte del tiempo, es muy posible que respire de un modo más rápido y superficial, así que quizá llegue a respirar unas 20.000 veces al día, con las consecuencias que se han explicado antes.

Prueba 1: Arriba-abajo

Para comprobar si su forma de respirar es clavicular puede aplicar la prueba arriba-abajo. Colóquese de pie o sentado frente a un espejo, con una mano sobre la parte alta del tórax y la otra sobre su estómago, justo debajo de las costillas más bajas. Inspire normalmente y vea lo que hacen sus manos. Si la mano situada en el estómago se mueve primero y la colocada en el tórax apenas lo hace, usted respira de un modo diafragmático, lo cual es lo normal. Pero si la mano emplazada sobre el tórax se mueve primero y/o en dirección hacia arriba, hacia su barbilla, el patrón de respiración será clavicular.

Respiración con los labios fruncidos. Fomentar el trabajo del diafragma

Este ejercicio fomenta un mejor trabajo del diafragma. Puede utilizarse para contrarrestar la ansiedad y reducir el dolor. Realícelo dos veces al día, al despertarse y antes de irse a dormir. En los casos en los que se sienta muy nervioso, o cuando su dolor sea muy grave, puede practicar una versión más breve durante un par de minutos cada hora. Este ejercicio reduce la tendencia a contraerse de los músculos situados encima de los hombros en el momento de respirar, algo importante para el dolor de cabeza, cuello, hombros y tórax.

1 Coloque una mano sobre la parte superior del abdomen, debajo de las costillas, y la otra en la parte superior del tórax (la posición arriba-abajo, *véase* página anterior). Frunza los labios y espire como si estuviera soplando una vela para hacerla titilar. Al espirar un poco de aire, el diafragma trabajará más, por lo que su movimiento resultará más obvio. Conforme espira, su abdomen debería encogerse, y al volver a inspirar, debería expandirse, ya que el diafragma aspira el aire. Haga una pausa de un segundo tras cada exhalación.

2 Intente percibir el movimiento de su abdomen, hacia fuera cuando inhala y hacia dentro cuando exhala el aire. Repita las inspiraciones y espiraciones unas 10-15 veces, a su propio ritmo.

3 Una vez que se sienta cómodo con el ritmo de la inhalación, una exhalación larga y una pausa de un segundo, coloque las manos en su regazo, con los dedos entrecruzados y las palmas de las manos mirando hacia arriba. Conforme inspira a través de la nariz, presione las yemas de los dedos contra los dorsos de las manos. Esta presión «bloquea» los músculos de los hombros y evita que suban cuando inspira.

4 Conforme exhala a través de los labios fruncidos, libere la presión en los dedos. Repita los pasos 3 y 4 durante al menos 10 veces.

Lo bueno de todo ello es que no se trata de una enfermedad, sino de un modelo de utilización (como la postura) que puede cambiarse por otro patrón de uso y conducta. Sin embargo, como cualquier otro mal hábito, precisa tiempo y perseverancia para poder corregirse.

Los ejercicios de las páginas 67, 69 y 71 están diseñados para conseguir precisamente ese objetivo: un nuevo modelo de respiración para reducir la ansiedad y el dolor, y para que el oxígeno llegue de un modo más eficiente a los músculos que lo necesitan y a las neuronas cerebrales. Tras practicar estos ejercicios durante un mes o dos, debería notar una mejoría en su patrón respiratorio. Utilice la prueba arriba-abajo de una forma periódica para comprobar si su inhalación se inicia con el movimiento del diafragma.

Prueba 2: Contener la respiración

Otra prueba sencilla que puede emplear, mientras mejora su patrón respiratorio, para ayudar a controlar el modo en que su organismo se adapta a los niveles elevados de dióxido de carbono consiste en la prueba de contener la respiración.

Inspire con normalidad y espire; controle con un cronómetro cuánto tiempo tarda en sentir la necesidad de volver a respirar. Si es menos de 15 segundos, respira de una forma clavicular o es asmático. Si ocurre entre 15 y 25 segundos, su respiración es normal, pero no se halla al nivel ideal, el cual se sitúa en 30 segundos. No intente forzarse a contener la respiración, pero intente hacerlo hasta que tenga la necesidad urgente de inhalar (un mensaje cerebral que le indica que aumentan los niveles de dióxido de carbono y que es preciso volver a respirar). Su organismo (y su cerebro) pueden haberse acostumbrado a niveles bajos de dióxido de carbono; conforme su respiración adquiere un patrón diafragmático, más lento, se habituará a niveles más elevados. Debido a que deliberadamente respira con mayor lentitud, y los niveles de dióxido de carbono aumentan, quizá perciba lo que se denomina «hambre de aire», una sensación de incapacidad para recibir suficiente aire. Por ello resulta aconsejable introducir la práctica respiratoria más lenta de una forma gradual. Si practica esta prueba cada día y registra los resultados en su diario del dolor, podrá establecer una pauta de su progreso y será capaz de valorar los cambios positivos de la respiración.

Eliminador de estrés 7-11

La respiración rápida causada por el estrés lleva a un círculo vicioso de dolor, tensión e irritabilidad (*véase* página 64). Afortunadamente, lo contrario también ocurre: una respiración más lenta y más relajada ayuda a conseguir un estado de calma mental y reduce la percepción del dolor. En este ejercicio se cuenta para conseguir que cada espiración sea más larga que la inspiración, para eliminar la respuesta de lucha o huida y potenciar los procesos de relajación y curación del organismo. Se trata de una poderosa herramienta para calmarse y centrarse. Puede practicarlo en cualquier lugar, pero es importante que haya conseguido dominar los ejercicios de respiración previos, de modo que:

- Perciba que sus inhalaciones implican al diafragma, con el consiguiente movimiento del abdomen y no del tórax (al inspirar).
- Sienta cuándo la parte alta del tórax está implicada en su respiración, para poder cambiar el patrón a una respiración diafragmática.
- Aprenda cómo reducir la frecuencia respiratoria.
- Consiga realizar todo ello sin sentirse mareado.

1 Cuente con un ritmo propio conforme respira, hasta que llegue a una velocidad que le permita contar hasta 11 en cada espiración.

2 Cuando lo anterior le resulte sencillo, empiece a contar de 1 a 7 en cada inspiración, al mismo ritmo. Automáticamente empezará a espirar de un modo más suave: la espiración durará más.

3 Sin dejar de contar para no perder el ritmo, intente espirar en la mitad de tiempo de lo que tarda en la inspiración. Contar le ayudará a concentrar su mente, de modo que será más difícil perder la concentración a causa de otros pensamientos. Continúe durante varios minutos. Conforme practique (una o dos veces al día), empezará a percibir una velocidad para contar cómoda y no se sentirá «ahogado». Al principio, contar puede resultar difícil, pero la técnica le resultará más sencilla cuanto más la practique.

El poder de la meditación

Es posible entrenar la mente para conseguir permanecer absortos en una tarea o en un pensamiento de forma que se elimine la consciencia incluso del dolor crónico. Los estudios demuestran que las meditaciones sencillas (tal y como se describen en esta sección) pueden reducir el dolor, mejorar la concentración, favorecer un sueño más profundo, mejorar el humor y el bienestar y, por tanto, tener una calidad de vida más satisfactoria durante las siguientes 24 horas tras la sesión de meditación.

Aunque muchas personas relacionan la meditación con el misticismo y la espiritualidad, es independiente de un sistema de creencias particular. Solamente necesita la habilidad para concentrar su mente y observar sus pensamientos conforme emergen.

Algunas formas de meditación se definen como «prácticas concentrativas». Éstas implican centrar su atención en un objeto único, función o sensación, internos o externos. Puede tratarse de una idea o de un concepto, como por ejemplo, «Dios es amor»; o de una palabra, tal como «paz», o de una imagen, quizá la llama de una vela. Otra práctica de meditación concentrativa popular implica el uso de un mantra (un sonido o una frase que se repite, silenciosamente, en la mente; *véase* página siguiente). O bien, también pueden utilizarse como puntos de concentración de su atención otros aspectos de su cuerpo, como la respiración.

Otra forma de meditación se conoce como *mindfulness*. Ésta no precisa una atención concentrada, más bien al contrario. En la práctica del *mindfulness* se registran y observan los pensamientos y las sensaciones conforme ocurren, pero uno no se concentra en ellos. En el *mindfulness*, es posible que se utilice un punto de anclaje, como la respiración, en los momentos en los que se toma conciencia de que se ha perdido el contacto con la observación de los pensamientos. Esta práctica se describe más detalladamente en el recuadro de la página siguiente.

Ya sea que utilice un método concentrativo o de *mindfulness* (atención plena), la meditación es una de las formas más eficaces de producir una respuesta de relajación para contrarrestar los efectos del estrés vinculado al dolor y a la ansiedad, y para conseguir un notable alivio del dolor. Durante la meditación, cambian los patrones de las

Introducción al *mindfulness*

Los efectos a largo plazo de la práctica regular del *mindfulness*, u otras formas de meditación, consisten en incrementar su sensación interior de calma, un potente proceso reductor del estrés habitualmente acompañado por una reducción en la percepción de su dolor.

El *mindfulness* exige que uno se sitúe en el presente, no en el pasado ni en el futuro. Practíquelo durante 10 a 20 minutos cada día. Con el paso del tiempo, verá que el *mindfulness* puede aplicarse a la mayoría de las experiencias de su vida. Cualquier cosa que suceda, cualquier cosa que haga, será capaz de observar y aceptar su realidad en el momento presente.

1 Siéntese o recuéstese cómodamente, con los ojos cerrados, y preste atención a su respiración. Sin intentar de ningún modo controlarla ni cambiarla, sea consciente de la sensación del aire que se desplaza hacia dentro y hacia fuera de su organismo, conforme inspira y espira. De un modo similar, permita que su mente perciba el movimiento de su abdomen y del tórax.

2 Conforme adquiere conciencia de sus pensamientos, ideas y sentimientos, sean cuales sean, obsérvelos sin intentar ignorarlos ni eliminarlos. Sencillamente, sea consciente de ellos.

3 Si su pensamiento empieza a distraerse, no se preocupe, vuelva a observar su respiración. Si empieza a pensar en otras cosas o percibe otras sensaciones físicas, o los sonidos exteriores invaden su espacio, acéptelos con delicadeza, sin juicio ni esfuerzo. Permanezca en el presente allí donde está, en el momento concreto.

4 Al cabo de 10 a 20 minutos, preste atención de nuevo a su respiración, y a continuación a su entorno. Sienta la temperatura de la habitación, la posición de su cuerpo. Abra los ojos y observe el espacio en el que se halla, en el momento presente; levántese despacio y siga con su vida.

ondas cerebrales, de modo que uno permanece totalmente despierto y alerta pero está muy relajado; así, sus pensamientos no revolotearán de una cuestión a otra (pero, incluso si lo hicieran, sencillamente se observarían [*mindfulness*], sin preocupación).

Se ha demostrado que la práctica regular de la meditación, del tipo que sea, lleva a una reducción de la tensión física y mental, a un alivio de los síntomas vinculados con el estrés, tales como la hipertensión, problemas digestivos, insomnio y sentimientos de desesperanza, y a una reducción notable de la percepción del dolor.

Del mismo modo que tantas otras cosas en la vida, las diversas formas de meditación son válidas para diferentes tipos de personas. Al igual que los enfoques pasivos que se han descrito antes, también es posible sumergirse en una actividad aparentemente mundana hasta el punto de convertirla en un centro de atención para la meditación. Por ejemplo, usted podría meditar (hasta perder la noción del tiempo) mientras pinta una pared, hace la colada o incluso durante el simple acto de respirar. La única manera de averiguar el método que mejor le funciona es probar las diversas técnicas que se describen en los ejercicios de las páginas 73, 75 y 77, y valorar cuál le ofrece el mayor beneficio en términos de bienestar y reducción del dolor.

A pesar de que difieren en algunos aspectos, la mayoría de los métodos de meditación tienen requerimientos comunes. Antes de embarcarse en un programa de meditación, debería familiarizarse con la relajación muscular progresiva, el entrenamiento autógeno y los ejercicios de respiración que se han explicado antes en este libro. Éstos le permitirán conseguir los mejores resultados de la meditación si ya forman parte de su programa de autoayuda y cuidado de sí mismo, ya que durante la misma debería estar relajado y su respiración debería ser regular y tranquila.

A menos que utilice una forma de meditación activa, necesitará encontrar un lugar tranquilo en el que no vaya a sufrir distracciones ni interrupciones. También es importante que escoja una postura cómoda y equilibrada que pueda mantener durante cierto tiempo sin sufrir tensión (sobre todo, asegúrese de que no mantiene una postura

Para disfrutar de los beneficios de la meditación, deberá meditar una vez al día, o dos, si se siente muy estresado. Cada sesión debería durar entre 10 y 20 minutos.

Repítase a sí mismo: calma

Meditar con un mantra (un sonido, palabra o frase que se repite una y otra vez) puede ser una forma eficaz de tranquilizar y relajar la mente para reducir las sensaciones de ansiedad que a menudo acompañan al dolor crónico. Del mismo modo que con los otros métodos que se describen en esta sección, debería practicar el siguiente ejercicio (una forma de meditación concentrativa) durante 10 a 20 minutos cada día para probar su eficacia..

1 Siéntese o recuéstese cómodamente, con los ojos abiertos. Deje que sus ojos miren hacia arriba, como si quisiera observar sus cejas, durante unos 30 segundos; a continuación, ciérrelos. Esta mirada un poco incómoda tiene un efecto reflejo que da lugar al inicio de la relajación.

2 A continuación, concentre la mente en una palabra o frase. Puede escoger algo que se relacione con sus creencias personales o con su cultura (por ejemplo, el «Om» oriental o «Hare Krishna»; el «Alá» islámico; el «Shalom» judío, o el «Señor, ten piedad» cristiano. El mantra seleccionado también podría ser una palabra/sonido con ritmo, como «enana», sin un significado especial para usted. Recuerde que no es el mantra en sí lo que lo dota de eficacia para tranquilizar el parloteo de la mente, sino su repetición continuada.

3 Diga el mantra despacio, en voz alta (o en silencio, en su mente), una y otra vez, utilizándolo para hacer caso omiso de otros pensamientos que puedan acceder a su consciencia. Sea cual sea el mantra que escoja, gradualmente, conforme lo vaya repitiendo, se convertirá en un sonido tipo cantinela en su mente. Imagine que es el sonido de un avión en la distancia, que se lleva todos sus pensamientos indeseados y deja su mente tranquila y en silencio.

de hombros caídos). Por ejemplo, intente sentarse erguido en una silla con las manos en su regazo; o recuéstese en un suelo con moqueta, quizá con un libro debajo de la cabeza para aliviar la tensión en el cuello, y la columna vertebral recta.

A pesar de que la meditación concentrativa tiene como objetivo mantener la mente concentrada en un tema, no debería preocuparle si advierte que la atención se dispersa. Cuando se dé cuenta de que esto ha ocurrido, debería volver a concentrarse, con delicadeza. Visualice el pensamiento indeseado como un guijarro que cae en un estanque, y que con su caída crea ondas expansivas que son cada vez más amplias; conforme la superficie del agua vuelve a un estado de calma, usted puede volver a concentrarse. De hecho, este modo de considerar los pensamientos intrusivos puede convertirse en el inicio del proceso del *mindfulness*: ser consciente de los pensamientos permitiendo que éstos vengan y vayan sin esfuerzo.

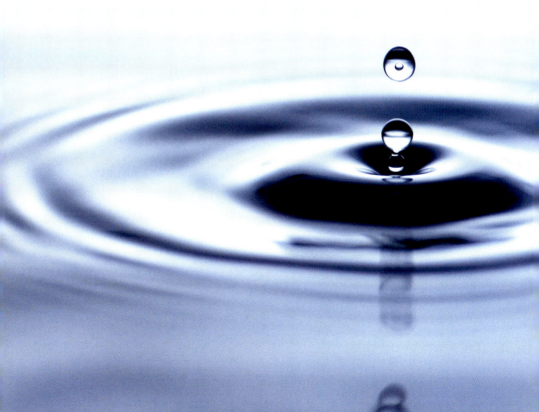

Meditación inspirada

La idea de este ejercicio consiste en usar su respiración como una herramienta para aliviar las zonas tensas y doloridas de su cuerpo. Para comprobar la utilidad de este método, debería seguir estos pasos a diario, durante 10 a 20 minutos.

1 Siéntese o recuéstese cómodamente y, del mismo modo que en el ejercicio anterior, intente dirigir la mirada hacia sus cejas. Manténgala durante 30 segundos, a continuación cierre los ojos y concéntrese en su respiración, que debería ser relajada y no estar sujeta a su control.

2 En silencio, en su mente, cuente 1 durante su primera espiración, 2 en la segunda, 3 en la tercera y 4 en la cuarta. Vuelva a empezar. Repita este ciclo a lo largo de su proceso de meditación, sin dejar de contar en silencio cada vez que espire.

3 Conforme progrese en el ejercicio, adquiera consciencia de la elevación y el descenso del abdomen, conforme inspira y espira. Si su mente se distrae, sea consciente de la distracción y, sin prisa, vuelva a contar mientras respira.

4 Al cabo de unos 5 minutos, lleve su aliento tranquilizante y refrescante a una zona dolorida de su cuerpo. Imagine unas olas de aire fresco que con delicadeza se llevan los nudos de tensión en compás con su proceso de contar y respirar (cada espiración se llevará el dolor). Practique estas respiraciones durante unos cuantos minutos para una zona dolorida; a continuación, dirija su respiración al resto del cuerpo, para relajar las zonas tensas o doloridas una a una.

5 Complete el ejercicio utilizando cada respiración para aportar energía renovada al cuerpo. Al cabo de un minuto, abra los ojos y, lentamente, vuelva a asumir sus actividades normales.

El ojo de la mente

La visualización es una técnica, próxima a la meditación, a través de la cual se pueden crear imágenes o escenas en la mente para utilizarlas con un efecto positivo: quizá para promover sensaciones de calma o para aliviar el dolor. Se cree que la visualización funciona porque la mente subconsciente acepta los mensajes que se le ofrecen, tanto si son reales como imaginarios. Puede utilizar esta capacidad mental para ayudarle a controlar y reducir su dolor.

Por ejemplo, es posible que desee crear imágenes en su memoria de un «refugio tranquilo», ya sea a partir de sus recuerdos o de su imaginación. Podría tratarse de una habitación, un jardín o la orilla de un río, cualquier lugar que le haga sentir contento, en paz y seguro. Cuando se practiquen visualizaciones resulta útil, en la escena imaginada, verse a uno mismo, bien, sano y libre de dolor. Cuanto más vívidamente evoque la escena, más posibilidades tendrá de obtener el efecto deseado. Por tanto, debería intentar recurrir a todos sus sentidos y construir capas de visiones, sonidos, olores, etcétera. Por ejemplo, si imagina un jardín, quizá primero debería contemplar una flor o un árbol en concreto (los colores de las hojas y de los pétalos, el juego de la luz del sol y de las sombras, su suave balanceo por efecto de la brisa), para que le produzcan un efecto refrescante y relajante en su visualización. Es posible que imagine el aroma de las flores y escuche el zumbido de las abejas o el canto de los pájaros, al mismo tiempo que siente el césped bajo sus pies, toca las flores o acaricia la corteza de un tronco.

Cuantos más elementos añada a la escena visualizada, más profunda será la relajación y más capaz se sentirá de utilizar otras visualizaciones para conseguir diferentes efectos. Por ejemplo, la visualización puede dirigirse específicamente a los problemas de

Las investigaciones sugieren que los ejercicios de visualización funcionan mejor si se prepara, justo antes de empezar, mediante una técnica de relajación, tal como el entrenamiento autógeno (*véase* página 62), la relajación muscular progresiva (*véase* página 61) o unos ejercicios de respiración (*véanse* páginas 67, 69 y 71). Al cabo de unas cuantas semanas, esta preparación no será necesaria y debería ser capaz de incorporar métodos de visualización como una parte de sus otros ejercicios, o ejecutarlos aparte.

Limpiar el dolor

En este ejercicio visualizará gotas de lluvia que limpiarán su dolor. Lea y grabe las instrucciones que se presentan a continuación, despacio, en un CD o en un teléfono móvil, adornándolas con sus propias ideas. Deje un espacio entre las descripciones de las distintas imágenes de modo que tenga la oportunidad de explorarlas y de disfrutarlas en su mente. Cuando esté listo, reproduzca la grabación. Siéntese manteniendo una postura equilibrada (*véase* página 76) y recuerde no dejar caer los hombros. (Si opta por recostarse, ¡no se duerma!)

1 Cierre los ojos e imagine que está caminando hacia su parque preferido. Intente recordarlo con el mayor detalle que le sea posible. Utilice todos sus sentidos e imagine olores y sonidos, así como vistas.

2 Conforme se visualice a sí mismo caminando, imagine que su dolor asciende a la superficie de su cuerpo y lo transforma en sensaciones placenteras, a modo de hormigueo en su piel. Su dolor se ha trasladado de la profundidad de su cuerpo a un nivel más superficial. Éste es el primer paso para obtener cierto alivio.

3 Ahora empieza a llover (primero, unas pocas gotas, que más tarde se convierten en un aguacero).

A usted no le importa la lluvia: es cálida, suave y refrescante. Disfrute estos sentimientos placenteros. Al cabo de uno o dos minutos, la lluvia amaina y para. Preste atención a su cuerpo, de arriba abajo, como un escáner que lo recorre. Concéntrese en la libertad que siente (la lluvia ha limpiado la sensación de hormigueo de su piel). Definitivamente, se ha aliviado su dolor.

4 Se siente relajado y «ligero». Permanezca en el parque el tiempo que quiera. Cuando salga de su proceso de meditación, abra los ojos y siéntase feliz de ser libre y disfrutar de una sensación de ligereza. Deje que estos sentimientos le acompañen durante todo el día.

salud, como ocurre en el ejercicio de «limpiar el dolor», de la página anterior. También existe la posibilidad de que desee emplear imágenes surrealistas, y visualizar una articulación inflamada como una hoguera que extingue en su mente con cubos de agua helada; o bien, podría visualizar un color rojo intenso en esa articulación, que lentamente cambia a un tono rosa conforme la alivia con ayuda de una brisa fresca. No hay límites a la gama de imágenes que puede crear de esa forma; los únicos obstáculos son aquellos que usted podría crear por sí mismo.

Una vez forjadas, las visualizaciones pueden grabarse en un CD o en un teléfono móvil (*smartphone*), de manera que pueda volver a ellas con facilidad, siempre que necesite alejarse de su dolor o ansiedad durante un rato.

Del mismo modo que con los ejercicios de meditación, asegúrese de crear un entorno cálido, con una luz suave, y cómodo para sus procesos de visualización. Concédase el tiempo necesario para llevar esos ejercicios a cabo sin prisas. Siéntese o recuéstese en una posición que le dote de un buen apoyo, a continuación respire unas cuantas veces de una forma que le relaje y busque en su organismo las zonas de tensión, para liberarlas. Analice los pensamientos que puedan resultar invasivos y permita que se esfumen conforme su mente se prepara para el proceso de visualización.

Una vez que haya practicado algunos de los ejercicios de meditación y de visualización que se detallan en esta sección, sobre todo el de la visualización de un refugio seguro descrito en la página 78, estará listo para practicar el ejercicio de la visualización del dolor (*véase* página siguiente) de un modo específico. Cuanto más creativo sea al concentrarse en el cambio del dolor, más beneficio conseguirá: la única limitación consiste en el grado de libertad que se otorgue a sí mismo.

Visualizar su dolor

Este ejercicio, que utiliza las visualizaciones para involucrarse directamente con su dolor, debería practicarse una vez que se han probado los otros ejercicios de meditación y de visualización que se presentan en este capítulo. Practíquelo con regularidad, durante 10 a 15 minutos.

1 ¿Cuál es su principal zona de dolor? Lleve su mente a esa parte de su cuerpo. ¿El dolor tiene alguna forma? ¿Tamaño? ¿Color? ¿Es frío, cálido, caliente? ¿Cuál es la primera sensación que percibe: ardor, limitación, punción u otra?

2 Conforme se plantea estas preguntas mentalmente, tome nota de las primeras respuestas que emergen (de forma que, para este ejercicio en concreto, en este momento determinado, pueda tener un sentido del tamaño, color, forma y temperatura del dolor) y de las primeras dos palabras que describen su naturaleza. Si le asaltan pensamientos o recuerdos, déjelos a un lado para analizarlos más tarde y continúe con el siguiente paso.

3 Ahora puede utilizar las visualizaciones para empezar a cambiar la imagen de su dolor.

Empiece por imaginar que es más pequeño, presenta un color menos intenso, más suave, tiene una forma más uniforme y su temperatura es más tolerable. A continuación, empiece a visualizar la sensación primaria de su dolor conforme cambia: si es duro, libérelo y suavícelo. Si es afilado, consiga que sea más romo. Si ardía, alívielo para que produzca una sensación más leve, etcétera. Puede resultar útil imaginar una luz curativa, de color azul suave, que baña toda la zona dolorida. Mantenga esta nueva imagen de su dolor en mente, de modo que éste sea más pequeño, calmado, suave, difuminado, fresco, etcétera. Quizá también puede añadir una imagen de sí mismo en un lugar y circunstancia en la que no sienta dolor. Abra los ojos al cabo de 10 a 15 minutos; siéntase alerta, positivo y cómodo (ya que ha conectado directamente con su dolor).

Sonidos curativos

Las vibraciones sonoras pueden tener propiedades curativas; los terapeutas disponen de diapasones que producen vibraciones en el cuerpo a frecuencias específicas (por ejemplo, C) para aliviar el dolor. Las ondas sonoras también pueden transmitirse directamente a través de la piel sobre las zonas con problemas por medio de artefactos computerizados. Esto puede ayudar a restablecer una resonancia saludable en una zona que haya perdido el compás con el resto del cuerpo, lo que comportará, en consecuencia, una reducción del dolor. Los procesos implicados en ello parecen relacionarse con la liberación de sustancias químicas en el organismo, tales como el óxido nítrico y las endorfinas (hormonas que alivian el dolor, producidas por el propio organismo).

Las investigaciones sugieren que escuchar o tocar música apropiada puede inducir diversos cambios psicológicos beneficiosos, entre ellos una reducción en la frecuencia respiratoria y el latido cardíaco, lo que a su vez disminuye la presión arterial y la tensión muscular e influye en los patrones neuronales, de modo que mejoran el estado de ánimo, alivian el estrés y la ansiedad y a menudo reducen el dolor, probablemente a causa de la liberación de endorfinas, mientras que también fomentan un sueño más profundo.

Consulte a un especialista si tiene interés en la musicoterapia o la terapia del sonido, pero también hay mucho que hacer en casa. Seleccione piezas musicales que le animen, le alienten y le relajen, y escúchelas cuando sienta una necesidad de ánimo, o como fondo durante sus rutinas de relajación habituales. No es preciso que se trate estrictamente de música: los sonidos tales como los procedentes de los móviles (que suenan con el viento), el canto de los pájaros, el romper de las olas en la playa o la voz meliflua de un lector de poesía pueden tener efectos beneficiosos.

Para aquellos que tengan un teléfono móvil o acceso a un ordenador, hoy en día existen numerosos *apps* gratuitos o muy baratos que se pueden descargar para contar con sonidos blancos o suaves, de lluvia, entre muchos otros. Seleccione los que le produzcan un efecto tranquilizante y póngalos como fondo mientras se relaja, medita o practica visualizaciones o respiraciones. La utilización del sonido en el tratamiento del dolor también puede aplicarse a través del concepto de los chakras (*véase* también página 119).

Afinar el cuerpo

El siguiente ejercicio utiliza la música tanto para relajarle profundamente como para volver a equilibrar el cuerpo y reintegrar las zonas que hayan perdido el compás con el resto de su organismo.

1 Siéntese o recuéstese con comodidad. Cierre los ojos. Mientras escucha una pieza musical lenta, de al menos 10 minutos de duración, sienta los ritmos de su cuerpo concentrándose en su frecuencia respiratoria. Permanezca así durante varios minutos.

2 Concéntrese en su sistema de energía interior durante varios minutos y sienta cómo fluye la energía a través de sus células y órganos al compás de la música.

3 Ahora, concéntrese en la música. Sienta cómo se fusiona su ritmo con el de su cuerpo, de modo que usted se convierte en parte del sonido. Intente percibir zonas discordantes de dolor y trate de armonizarlas con los mismos ritmos. Los resultados de los estudios demuestran que el canto, o mejor aún el tarareo, produce mayores beneficios que la escucha pasiva de la música.

4 Sienta cómo usted y la música son uno, cómo ésta le absorbe, viaja con ella y se une a ella, hasta que se produzca el silencio y la quietud. Deje que su cuerpo siga en vibración suave, con todos sus componentes ahora en armonía.

En la medicina tradicional ayurvédica (india), se considera que estos centros de energía pueden estar influenciados por el sonido. Numerosas páginas web ofrecen acceso y descarga gratuita de esta música.

Todos tenemos diferentes gustos, de modo que no resultaría apropiado sugerir piezas musicales específicas. Lo importante es que la música que escoja esté en consonancia con usted. Aparte de las preferencias personales, se ha demostrado que la música clásica funciona muy bien, incluso en las personas a las que no les gusta ese tipo de música.

Dormir con dolor

Si sufre insomnio, intente no perder sueño por ello. Woody Allen

Para las personas que padecen enfermedades que cursan con dolor, el momento de irse a dormir puede producir aprehensión y ansiedad. Las molestias físicas y los sentimientos de estrés asociados a ellas llevan, con frecuencia, a sufrir insomnio. De hecho, más de la mitad de las personas que sufren dolor crónico asegura que padece alteraciones en el sueño. Esta sección le mostrará cómo funciona el sueño y qué sucede cuando uno no duerme bien, y se destacarán algunas estrategias acreditadas para mejorar la calidad de su tiempo de descanso (incluso si sufre dolor).

Nuestros patrones de ondas cerebrales cambian durante el sueño conforme pasamos a través de las diferentes etapas, las cuales están constituidas por ciclos de unos 90 minutos de duración cada uno.

- La primera fase en cada ciclo, denominada *alfa*, se caracteriza por un sueño ligero, también conocido como sueño REM (de las siglas del inglés Rapid Eye Movement). Es en esta fase cuando soñamos.

- Las siguientes dos fases se conocen como *beta* y *gamma*, durante las cuales nuestro sueño adquiere de un modo constante una mayor profundidad.

- Finalmente entramos en la fase *delta*, que se caracteriza por el período de sueño más profundo y que nos otorga el mayor descanso. Durante esta fase, la glándula pituitaria secreta hormonas del crecimiento, la cual es fundamental en la reparación y la curación de los tejidos de nuestro organismo.

Las investigaciones demuestran que las funciones de reparación de los tejidos presentan su mayor actividad entre las 22.00 y las 10.00 horas de la mañana siguiente. Por tanto, asumiendo que no se trabaja durante un turno de noche, si el patrón del sueño está afectado, se retrasará el proceso de reparación y recuperación del organismo.

Cuando, en un estudio, se interrumpió el sueño delta en los individuos voluntarios participantes, durante los siguientes días aparecieron una serie de síntomas entre

Estrategias para mejorar el sueño

Existen numerosas formas naturales para mejorar su patrón de sueño sin necesidad de tomar medicación. Además de incrementar el tiempo de sueño, las pastillas para dormir raramente influyen en la fase delta y, además, pueden resultar adictivas. Intente alguna de las siguientes propuestas en lugar de medicarse:

- Asegúrese de que su dormitorio tiene la temperatura correcta, ni demasiado calor ni demasiado frío. Las investigaciones sugieren que una temperatura de 16 ºC puede, por lo general, inducir el sueño.
- Tome un alimento rico en proteínas y de fácil digestión, como un yogur o una bebida de suero de leche, una hora antes de irse a dormir (a menos que tenga problemas para digerir las proteínas).
- Evite todas las formas de cafeína (café, té, refresco de cola), sobre todo de 3 a 4 horas antes de irse a dormir.
- Evite el ejercicio físico intenso en las 3 o 4 horas antes de irse a dormir, ya que aquél resulta estimulante y puede retrasar el sueño.
- Si tiene el hábito de dormir la siesta por la tarde, asegúrese de que no dura más de 30 a 45 minutos.
- Desarrolle una rutina para irse a dormir, de manera que su cuerpo se acostumbre a una pauta de sueño, idealmente a la misma hora cada noche. Esta rutina puede incluir tomar una ducha o un baño (con aceites para aromaterapia como el de lavanda), leer, escuchar música suave o practicar ejercicios de respiración y de relajación.
- Durante la hora antes de irse a dormir, reduzca los niveles de luz y apague el televisor.
- Si se despierta durante la noche y se siente alerta, no empiece a dar vueltas en la cama: vaya a otra habitación y practique una rutina de relajación o lea un poco. A continuación, vuelva a la cama.

los que figuraron cansancio, reducción de la capacidad de concentración y problemas de memoria reciente, los cuales se denominan, en conjunto, *niebla cerebral*. Al continuar con el estudio y con la interrupción del sueño en los individuos voluntarios, éstos empezaron a mostrarse retraídos y a sufrir dolor en los músculos y articulaciones. Todos estos síntomas desaparecieron cuando dejó de interrumpirse su sueño delta durante dos noches.

Casi la mitad de las personas que sufre un dolor muscular crónico (como fibromialgia) tiene afectada la fase delta del sueño. También suele presentar niveles bajos de serotonina, un neurotransmisor implicado en el inicio y el mantenimiento de un sueño reparador. Cuando estamos sanos, la serotonina se produce en nuestro intestino a partir de las proteínas digeridas. Sin embargo, si la digestión proteínica es pobre, o la síntesis de la serotonina está afectada de algún modo, las consecuencias que se producen incluyen un trastorno del sueño, una ralentización de los procesos de recuperación y una percepción del dolor más elevada.

Además de las estrategias naturales que se sugieren en el recuadro de la página 85, existen algunos productos fiables a base de hierbas, así como suplementos minerales, que pueden ayudar en el tratamiento de los trastornos del sueño. Sin embargo, deberían tomarse únicamente con la correspondiente prescripción facultativa. Por ejemplo:

- Se cree que la proteína 5-HTP (5-hidroxitriptófano) fomenta la producción de serotonina, y se halla disponible en comercios de productos naturales para la salud.
- Una combinación de productos a base de hierbas, tales como valeriana, lúpulo y pasiflora, o cualquiera de ellas de forma individual, a menudo puede aliviar los trastornos del sueño.
- Si se toman por la noche, el calcio y el magnesio, combinados en una proporción de dos partes de calcio por una de magnesio, pueden aliviar la tensión muscular y, al hacerlo, eliminan un obstáculo en la conciliación de un sueño sano.
- Tomar una bebida proteínica, como por ejemplo una a base de proteína aislada en polvo, 20 minutos antes de ir a dormir ayuda a muchas personas a disfrutar de un sueño mejor. Si es alérgico a los productos lácteos, las algas verde azuladas o la espirulina en polvo son una alternativa a las fuentes ricas en proteínas.

Su postura durante el sueño

Su postura en la cama durante el sueño puede ejercer una profunda influencia en la calidad del mismo, y puede afectar directamente al dolor, sobre todo en lo que respecta al de la columna o al de la espalda, los cuales pueden afectar gravemente al sueño. Asegúrese de que cuenta con un colchón firme y una almohada adecuada para sujetar el cuello (ni muy blanda ni muy dura).

La postura más habitual al dormir es de lado, con las piernas y la cadera alineadas, una sobre la otra, y flexionadas. Sin embargo, como esta postura deja sin apoyo la pierna que se sitúa en la parte de arriba, la rodilla y el muslo muestran una tendencia a desplazarse hacia delante y a acabar descansando sobre el colchón, lo que hace que la parte inferior de la columna se torsione. Para prevenirlo, resulta de ayuda colocar un cojín entre las rodillas y los muslos.

Si decide dormir boca arriba, un cojín debajo de las rodillas ayuda a mantener la curvatura normal de la columna, en la parte inferior de la espalda. Además, una toalla pequeña enrollada, colocada en la espalda, constituirá un apoyo adicional. Asegúrese de que su cabeza se mantiene bien apoyada.

Algunas personas duermen boca abajo, lo que puede provocar gran tensión tanto en el cuello como en la espalda. Si ésta es la única postura que le permite dormir, puede reducir esa tensión colocando un cojín debajo de la pelvis y la parte baja del abdomen.

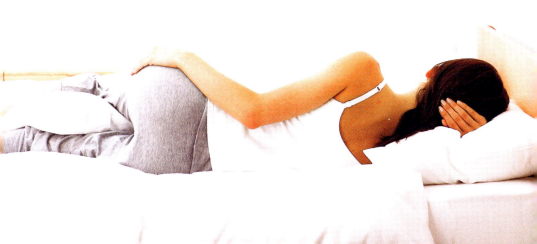

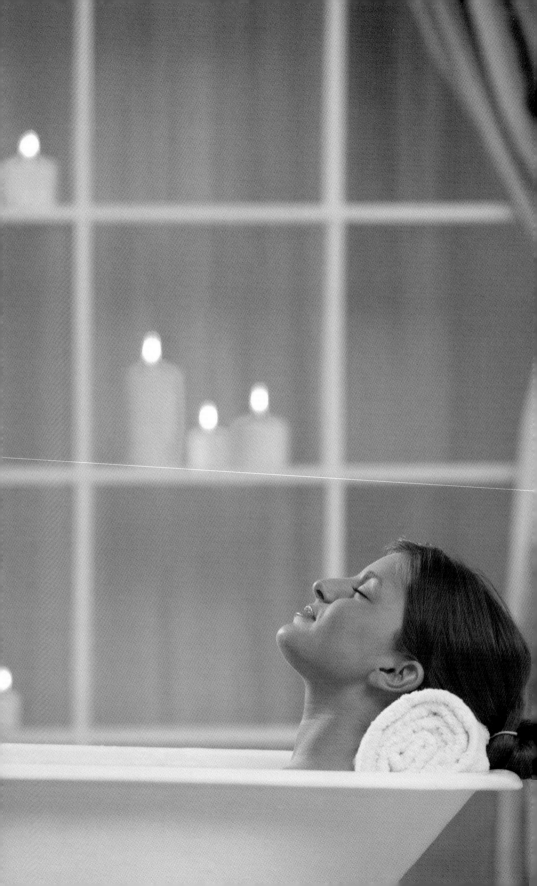

Baño neutro

Otro tratamiento que ha demostrado ser capaz de relajar el sistema nervioso, y, por tanto, fomentar un sueño más reparador y una reducción en la percepción del dolor es el «baño neutro»: un baño en el cual el agua tiene la misma o casi la misma temperatura que la del cuerpo. Estos baños neutros también se utilizan para mejorar la función renal, o como tratamiento en el caso de las personas que sufren ansiedad, irritabilidad nerviosa o insomnio. Es importante destacar que estos baños no son adecuados para las personas con problemas cutáneos que presenten reacciones adversas al agua.

El único equipo especial que necesitará para un baño neutro es un termómetro de agua. Antes de irse a dormir, llene la bañera tanto como le sea posible, con el agua a una temperatura de 36,1 ºC (no más). Cuando se meta en la bañera, el agua debería cubrir sus hombros. El efecto de la inmersión en el agua a esta temperatura debería ser profundamente relajante y sedante. Deje que su cabeza repose en una esponja o sobre una toalla. Mantenga controlada la temperatura con el termómetro: no debe bajar de 33,3 ºC. Para ajustar la temperatura, vuelva a llenar la bañera con agua caliente, pero asegúrese de que no sobrepase el límite de los 36,1 ºC.

La duración del baño depende de usted (puede oscilar entre los 30 minutos y las 2 horas). Cuanto más tiempo pase en la bañera, más relajado saldrá. Al salir, séquese rápidamente y vaya directo a la cama.

Izquierda Un largo baño en agua a temperatura neutra (corporal) fomentará una profunda relajación, asociada a un efecto de alivio del dolor.

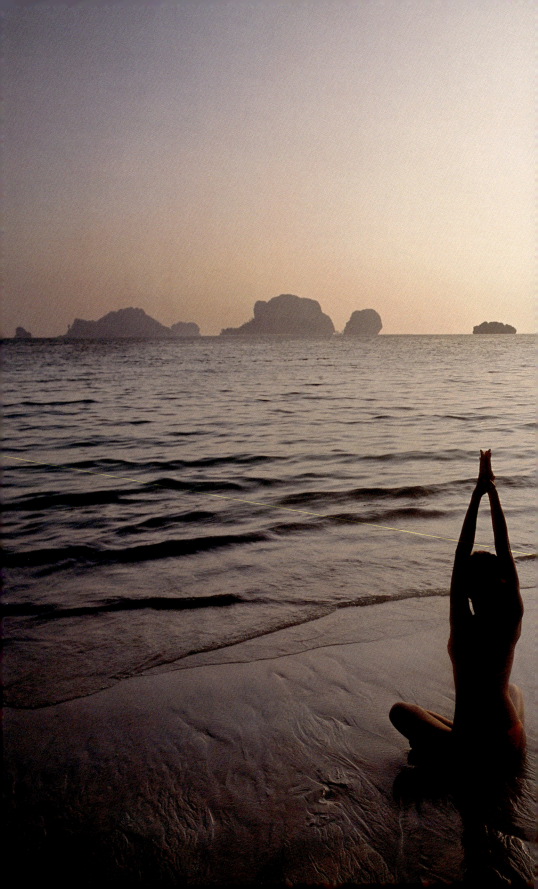

Trabajo corporal y rehabilitación

Es posible reducir o incluso eliminar muchas situaciones de dolor gracias a la terapia manual. A menudo consiste en una combinación de tratamiento pasivo, como el masaje, con ejercicios activos de rehabilitación que movilizan, estiran, tonifican o equilibran músculos o articulaciones disfuncionales. Resulta fundamental la adquisición del mayor conocimiento posible sobre el dolor –sus causas y las estrategias de prevención y tratamiento– para evitar tanto el «comportamiento frente al dolor» como la recurrencia de los problemas debido a la mala utilización de la terapia o rutina de ejercicios elegida.

Durante el proceso de recuperación del dolor y las lesiones, o al intentar mantener o mejorar la función física, los ejercicios deberían realizarse de manera lenta, fluida y mesurada, evitando los movimientos rígidos y bruscos. Las características clave son el control, la concentración, la precisión rítmica y la repetición, utilizando la respiración localizada para facilitar la coordinación de los movimientos. Con independencia de la estrategia elegida (yoga, Pilates, ejercicios aeróbicos, estiramientos, automasaje o una combinación de estos u otros métodos), se encontrará mejor mucho más rápidamente si participa en su propio proceso de recuperación de manera regular, disciplinada y dedicada.

El toque curativo

Frotar una zona dolorida para mitigar el dolor es la forma más simple e instintiva de terapia de contacto, el masaje. Esta acción y otros movimientos masajeadores (*véanse* páginas 94-95) pueden provocar una variedad de cambios que conducen a la reducción del dolor y la ansiedad.

El masaje no sólo funciona a nivel mecánico relajando los músculos tensos (y reduciendo así las molestias), sino que también provoca una serie de reacciones neurales y químicas beneficiosas. Por ejemplo, al estimular las terminaciones nerviosas conocidas como mecanorreceptores, el masaje facilita al cerebro el «cierre parcial del portal del dolor» (*véase* recuadro, página 17). Además, el masaje de los tejidos produce la liberación de hormonas inhibidoras del dolor conocidas como endorfinas y endocanabinoides, a la vez que estimula la producción cerebral de los inhibidores de dolor –las encefalinas- y la serotonina que induce el sueño. Al mismo tiempo, se ha demostrado que el masaje reduce los niveles de ansiedad, así como la percepción del dolor. Si se aplica correctamente, el masaje (y otros métodos terapéuticos físicos) también contribuyen a desbloquear el flujo de sangre y linfa en el cuerpo, disminuyendo la presión en las zonas dolorosas inflamadas y permitiendo que la sangre con aporte fresco de oxígeno y nutrientes irrigue las zonas irritadas.

Los estudios del Touch Research Institute, del Miami School of Medicine, han demostrado que basta con dos sesiones de masaje de 30 minutos a la semana para reducir de manera significativa los niveles de dolor en condiciones tan diversas como la fibromialgia, la artritis, el síndrome premenstrual, la esclerosis múltiple y las migrañas. Si un terapeuta profesional le va a dar un masaje, debería verificar que cuenta con la cualificación adecuada. También es posible aplicarse el masaje uno mismo (*véase* página 98). El masaje está indicado para prácticamente todos sin excepción, pero evite masajear activamente las zonas inflamadas, las heridas abiertas o la piel dañada.

La próxima ocasión en la que se sienta tenso o tenga dolor de cabeza, pruebe a aplicarse sobre el cuello alguno de los métodos de masaje, descarga postural o estiramiento descritos en esta sección.

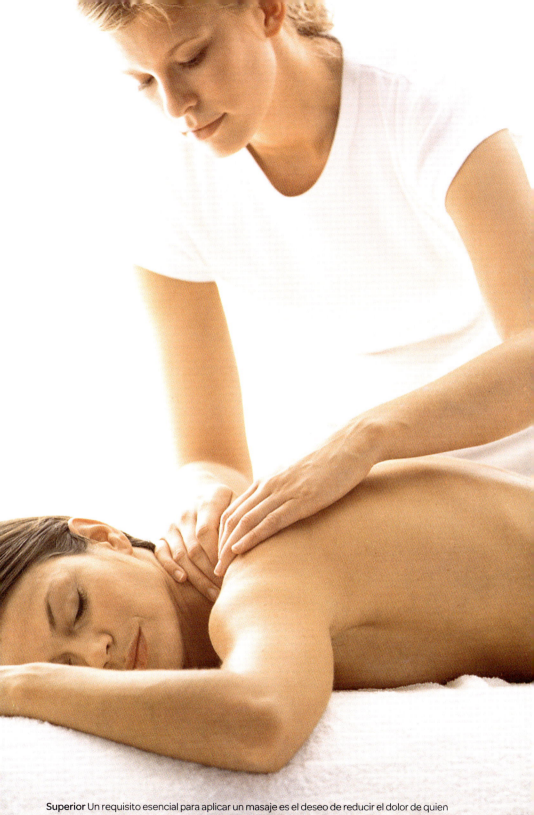

Superior Un requisito esencial para aplicar un masaje es el deseo de reducir el dolor de quien lo recibe, razón por la que alguien cercano, como un amigo o pareja, resulta el candidato ideal.

Maniobras básicas para el masaje

El masaje utiliza una serie de maniobras básicas, y cada una de ellas sirve a un propósito particular en el contexto del tratamiento, que puede ser terapéutico o para el bienestar general (o podría unificar ambos enfoques). El masaje terapéutico tiene como finalidad la modificación del estado y la función de los tejidos (relajarlos y/o movilizarlos y descongestionarlos, por ejemplo). El masaje de bienestar tiene como único objetivo alcanzar la calma y la relajación (y es, por consiguiente, mucho más suave, rítmico y mesurado). El masaje puede aplicarse localmente (por ejemplo, a las áreas que rodean una articulación en particular) o en todo el cuerpo. Las maniobras básicas empleadas en cualquier tipo de masaje se describen a continuación.

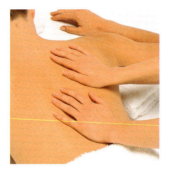

Effleurage (roce o deslizamiento ligero) es un movimiento suave y deslizante, para el que se emplea la palma de la mano. Una mano sigue a la otra en una serie de acciones rítmicas y que acarician. La maniobra tiene un efecto calmante y relajante, y también reduce la retención de líquidos al potenciar la circulación de la sangre y la linfa.

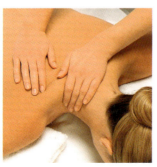

Petrissage (retorcimiento) supone levantar, presionar y estirar los músculos en un movimiento que se asemeja a escurrir el agua de una toalla mojada. Mientras una mano presiona en una dirección, la otra aplica presión en sentido contrario estirando en la dirección opuesta. La idea es «ordeñar» los productos de desecho de los músculos y estimular la circulación. La velocidad con la que se aplica marca la diferencia entre el efecto calmante o vigorizante de esta maniobra.

Amasado es una maniobra compresiva que empuja los tejidos hacia abajo y después los levanta para mejorar el intercambio de fluidos y lograr la relajación del músculo en esa zona. Este movimiento puede compararse al que realizan las manos al amasar el pan.

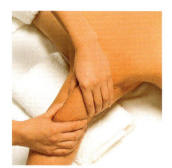

Inhibición es la aplicación de presión directa sobre las zonas blandas de los músculos tensos (o puntos gatillo, *véanse* páginas 100-101), frecuentemente con el pulgar. Mantenga la presión durante un minuto o más. Si el dolor es demasiado intenso, presione durante 5 segundos y libere unos cuantos segundos. Repita un minuto para estirar los músculos tensos y mejorar la circulación.

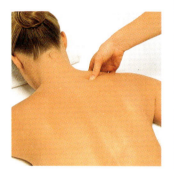

Los tratamientos de **vibración y fricción** implican la aplicación de movimientos cortos, circulares y vibratorios con las yemas de los dedos o los pulgares. El efecto es relajante y puede aliviar el dolor crónico. El tratamiento vibratorio (oscilación armónica) también puede aplicarse con una serie de accesorios mecánicos.

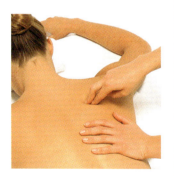

Pases sedantes es un método relajante que se emplea con frecuencia para finalizar una sesión de masaje. Supone una serie de maniobras ligeras y solapadas, aplicadas con la yema de los dedos, que acarician lentamente como plumas las áreas a tratar.

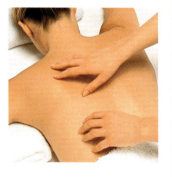

Masaje para aliviar el dolor de espalda

El siguiente ejemplo guía a su ayudante (o a usted mismo) a través de una sesión de masaje de 10 a 20 minutos para aliviar el dolor de los músculos de la espalda. Si la persona que lo aplica no está familiarizada con la técnica del masaje, lo más seguro es seguir las instrucciones y utilizar las maniobras básicas (*véanse* páginas 94-95) como el *effleurage* (roce) y el *petrissage* (retorcimiento).

1 En primer lugar aplique aceite para masaje. Comience con movimientos largos y lentos en la parte baja de la espalda. Mantenga las manos extendidas y trabaje lenta y rítmicamente hasta la parte superior de los hombros, aplicando una presión moderada a cada lado de la columna. Vuelva a la base de la misma y trabaje otra vez de forma ascendente.

2 A continuación, trabaje los nódulos y los músculos tensos (contracturados) que haya encontrado. Aplique una presión extensa a estas áreas durante unos cuantos segundos por vez, alternándola con los movimientos circulares. También puede realizar movimientos descendentes a cada lado de la columna desde los hombros hasta la parte baja de la espalda, evitando aplicar presión directa sobre los omóplatos o la columna vertebral.

3 Extienda el brazo y empuje los músculos en el lado opuesto de la zona central de la espalda, alejándolos de la columna vertebral, y alternando el contacto con las manos, de manera que al alcanzar el final del movimiento con una mano, la otra comienza uno nuevo un poco más arriba o más abajo. Cada movimiento no debería cubrir más de 10 a 12,5 cm. Repita hacia arriba y debajo de manera que las manos retuerzan los músculos ligeramente (*petrissage*). Después de un minuto cambie de lado y repita.

4 Continúe combinando estas maniobras a lo largo de la sesión. Añada más aceite si sus manos no se deslizan bien por la piel.

5 Para finalizar, aplique unos toques muy suaves para lograr una relajación adicional.

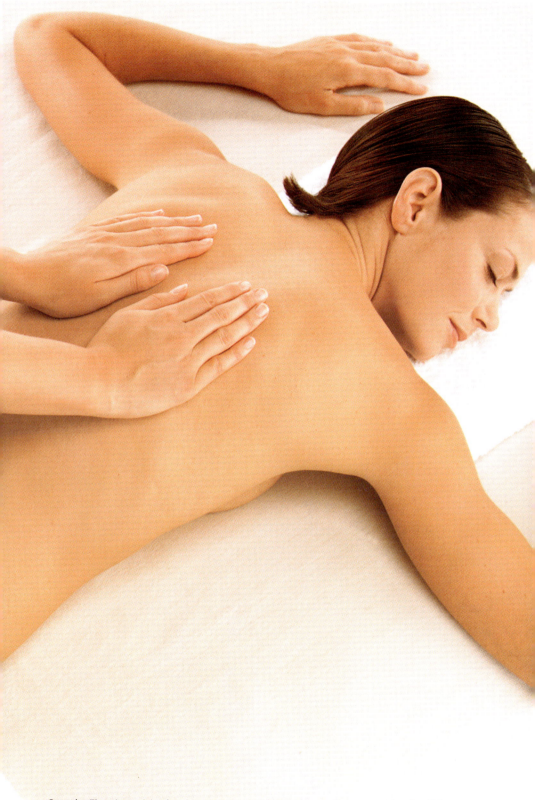

Superior El paciente debería colocarse boca abajo sobre una camilla, en una estancia cálida y tranquila, dejando al descubierto la zona a masajear. Puede aplicar una loción ligera o aceite balsámico para reducir la fricción.

Automasaje

El automasaje puede incluir una mezcla de las maniobras descritas en las páginas 94-95, o únicamente algunas repeticiones de una de ellas. La aplicación rítmica de maniobras de amasamientos puede reducir el dolor asociado a los músculos muy tensos o la actividad de los puntos gatillo.

Confíe en su intuición sobre la zona en la que debe aplicar el masaje. Intente explorar la musculación cercana al punto del dolor, buscando las áreas sensibles. Por ejemplo, si le duele el hombro, busque los músculos tensos y dolorosos en la parte superior del brazo, o encima del hombro en los tejidos entre éste y el cuello, o en el pecho cerca del hombro. A menudo podrá identificar las áreas contracturadas que, al ser presionadas o comprimidas, parecen influir sobre el dolor de su hombro, constituyendo así la zona objetivo.

Aplique el *petrissage*, la inhibición (presión) o el *effleurage* a cualquier zona que parezca tensa, contracturada y/o dolorosa (pero no si está inflamada) con las yemas de los dedos, los pulgares, la parte proximal de la palma o la palma misma. Presione directamente o aplique pequeños movimientos amasadores, ya sea en forma circular o en vaivén.

La intensidad del tratamiento debería ser suficiente mientras sea cómoda de aplicar y recibir. En una escala de 10, donde 1 es indoloro y 10 es intolerable, debería intentar generar sensaciones en el rango 5-6. Es preferible comenzar con suavidad. La presión debería proporcionarle una sensación de «dolor agradable». Si experimenta un dolor creciente, debe aplicar una presión menor.

Si experimenta una sensación de incomodidad creciente en las horas posteriores al autotratamiento, simplemente tómeselo con más calma en la próxima ocasión. La frecuencia de repetición del tratamiento depende de cómo se sienta después (realizarlo en días alternos suele ser suficiente para mejorar, y no demasiado frecuente para irritar).

Puntos gatillo

Los puntos gatillo son zonas localizadas y extremadamente irritables y sensibles dentro de un punto de tensión en un músculo. Aparecen cuando los tejidos (por lo general cerca de la zona central del músculo) se sensibilizan (*véanse* páginas 20-22) como resultado de un esfuerzo local, mecánico o químico, o la combinación de ambos.

Los puntos gatillo reciben esta denominación porque no sólo resultan dolorosos por sí mismos cuando se les presiona o estira, sino que, cuando están activos, también producen dolor y otras sensaciones a cierta distancia en tejidos «diana». Si reconoce la descripción de estos dolores como algo que experimenta de manera regular, el punto gatillo contribuye a su dolor. Cuando un punto gatillo produce dolor al ser presionado pero no envía mensajes activos de dolor a una zona distante, se dice que está *latente*.

De manera significativa, cualquier esfuerzo que le afecta en su totalidad (incluso algo en principio tan inconexo como un suceso emocional repentino) puede afectar al punto gatillo, incrementando su actividad y produciendo dolor. Los tipos de estrés que suelen dar lugar a un punto gatillo o agravar los ya existentes suelen incluir el uso y desgaste mecánico de los músculos, lesiones o posturas inadecuadas; deficiencias nutricionales (en especial de vitamina C, complejo vitamínico B y hierro); desequilibrios hormonales (bajos niveles de tiroides, menopausia o situaciones premenstruales); cambios drásticos de clima y corrientes frías; infecciones por bacterias, virus o levaduras; alergias; falta de oxigenación de los tejidos; tensión emocional; inactividad; hábitos respiratorios inadecuados.

Los puntos gatillo pueden desaparecer si se elimina su causa (por ejemplo, mejorando la postura, los hábitos respiratorios y la dieta, y la reducción de los niveles de ansiedad). Las terapias de reducción de dolor que pueden ayudarle van desde la acupuntura hasta los estiramientos, la liberación postural y las técnicas de masaje neuromuscular (*véase* el recuadro en la página siguiente).

Puede aliviar un punto gatillo a corto plazo colocando una compresa fría en la zona del dolor (*véase* página 120).

Liberar los puntos gatillo

Si sufre dolor a causa de un punto gatillo activo, es posible desactivarlo por sí mismo durante un tiempo breve, hasta que sea capaz de tratar el problema de base. En primer lugar, debe localizarlo. Busque cuidadosamente el músculo con dolor (el gatillo parece una zona tensa, fibrosa o nodular del tamaño de un guisante, probablemente cerca de su centro, y sensible a la presión de los dedos).

Uno de los lugares más comunes de localización de puntos gatillo es el cuello. Para tratar un punto en la zona lateral o anterior del cuello, intente levantarlo y apretarlo entre sus dedos índice y pulgar, hasta que note tanto el dolor local como el del área diana (a menudo un dolor intenso). Si el punto se encuentra en la parte posterior del cuello o en el hombro, presiónelo directamente con un dedo o el pulgar. Mantenga la presión durante un minuto. Si resulta demasiado incómodo, presione durante 5 segundos, descanse 1 o 2 segundos y vuelva a presionar (repitiendo este ciclo durante un minuto). A continuación, estire el músculo (teniendo cuidado de no provocar un malestar inaceptable) empleando la técnica de la energía muscular (*véanse* páginas 104-107) o los métodos de liberación postural (*véanse* páginas 101-102).

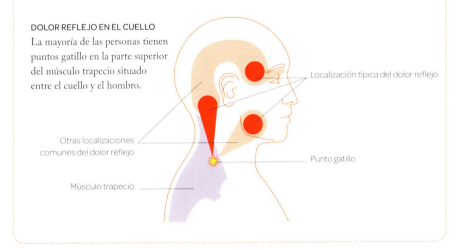

DOLOR REFLEJO EN EL CUELLO
La mayoría de las personas tienen puntos gatillo en la parte superior del músculo trapecio situado entre el cuello y el hombro.

Localización típica del dolor reflejo

Otras localizaciones comunes del dolor reflejo

Punto gatillo

Músculo trapecio

Liberación postural

Derivada de la osteopatía, la técnica de liberación postural (PRT o «presión-contrapresión») puede aliviar el dolor por relajación de los tejidos contracturados (más cortos), mejorando la circulación localizada. A diferencia del masaje y los estiramientos, la PRT puede aplicarse incluso a los tejidos lesionados o inflamados.

Muchos dolores son producidos directa o indirectamente por tejidos (como los músculos, ligamentos o tendones) que sufren lesiones, ya sea de forma rápida debido a un incidente repentino, o poco a poco debido al sobreesfuerzo o a unos hábitos posturales o respiratorios deficientes. Estos tejidos pueden sufrir una distensión, o bien acortarse, dependiendo de su situación en el cuerpo y el tipo de estrés que sufren. Como resultado, suelen ser lugares de actividad para los puntos gatillo.

Si se relajan con suavidad los tejidos que se han acortado y se colocan en una posición en la que aún se acortan más, es posible eliminar temporalmente el dolor de esa zona. Si se mantiene esa posición de alivio durante más o menos un minuto, el músculo tenso y contraído (y los puntos gatillos que alberga) se liberará y relajará. El ejercicio de la página 102 muestra cómo emplear la PRT en los músculos del cuello, pero puede adaptarse a otras zonas. Por ejemplo, si el punto de dolor se encuentra en la parte anterior del cuerpo, dóblese hacia delante para aliviarlo; si se halla en un costado, debe inclinarse hacia él. Si el punto está en la parte posterior de su cuerpo, inclínese hacia atrás hasta que el dolor se reduzca ligeramente, y después aléjese del lado en el que siente el dolor adecuando la postura para atenuar las molestias. Si el punto se encuentra en una extremidad, intente acortar los músculos relevantes (no los estire) moviéndolos poco a poco hasta encontrar la posición en la que el dolor sea mínimo. Cuando los puntos de dolor sean numerosos, intente comenzar por aquellos más cercanos a la cabeza y el centro del cuerpo.

Para aliviar las molestias en el pecho debido a contracturas de los músculos torácicos, intente aplicar la PRT a los puntos blandos entre las costillas en línea con el pezón (para el dolor de las cuatro primeras costillas) o entre las costillas en línea con la parte anterior de la axila (para el dolor en las costillas inferiores).

Encontrar una postura de alivio

Este experimento emplea los músculos sensibles del cuello para mostrar el funcionamiento de la PRT. Puede adaptarlo a cualquier parte del cuerpo, aunque no debería aplicar la PRT a más de 5 puntos de dolor en un día, a fin de evitar la sobrecarga de su capacidad de adaptación. Su movilidad debería mejorar en cuestión de minutos, pero el alivio del dolor puede requerir mayor tiempo. Puede sentir cierta rigidez o dolor al día siguiente, pero será temporal.

1 Sentado en una silla, busque una zona sensible a la presión en la zona lateral del cuello, justo detrás de su mandíbula y directamente bajo el lóbulo de la oreja. Presione lo suficiente para causar un dolor ligero y adjudique a esta intensidad una puntuación de 10 (donde el 0 equivale a la ausencia de dolor).

2 Manteniendo la presión, doble lentamente el cuello hacia delante. Continúe decidiendo la puntuación del dolor en el punto sensible.

3 Tan pronto como el dolor comience a remitir, gire la cabeza lentamente hacia el lado en el que siente dolor, hasta que éste disminuya un poco más. Ajustando la posición de la cabeza, debería encontrar el punto cercano al 0. Permanezca en esta «posición de alivio» durante medio minuto, y a continuación (muy lentamente) vuelva a levantar la cabeza. El área dolorosa debería ser menos sensible a la presión. Si realmente se tratara de un área dolorosa, el dolor remitiría al día siguiente.

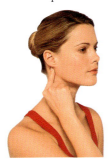
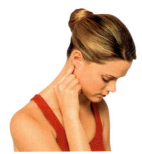
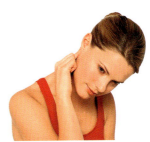

Estiramientos

El estiramiento es una manera natural de restaurar la flexibilidad y la libertad de movimiento de las zonas de su cuerpo que la tengan limitada. También puede mitigar el dolor que frecuentemente se asocia a la tensión muscular, en especial si lo que causa el problema es crónico o muy agudo (como un espasmo o un calambre, por ejemplo).

El estiramiento puede ser aplicado por uno mismo (estiramiento activo) o por otra persona (estiramiento pasivo). Siempre que sea posible, debería optar por la primera, de manera que el control sea ejercido por la persona que puede sentir el efecto del estiramiento. Como resulta demasiado fácil estirar en demasía, o hacerlo con violencia, debería seguir esta guía básica durante su realización:

- Por encima de todo, los estiramientos no deben ser dolorosos. Si siente dolor, lo está ejerciendo de manera equivocada o con demasiada intensidad.

- Nunca utilice la fuerza. Si fuerza a su cuerpo más allá de su «umbral de resistencia» (el punto en el cual el movimiento resulta incómodo), corre el riesgo de agravar su situación. Es normal sentir un dolor ligero al día siguiente, pero el nivel global de dolor no debe verse incrementado.

- No debería estirar los tejidos inflamados, o las zonas que han sufrido lesiones en las tres semanas anteriores, ya que puede interferir en los procesos curativos y de recuperación.

Muchos sistemas de ejercicio reconocen el valor terapéutico de los estiramientos. Algunos utilizan algún tipo de equipamiento, como las bandas de goma que ofrecen resistencia al trabajo. Otras disciplinas, como el Pilates, se fundamentan en la instrucción personalizada de un maestro. Las páginas siguientes consideran en detalle el yoga y la técnica de la energía muscular (dos métodos seguros, efectivos y fáciles de practicar sin ayuda).

Yoga

El yoga, la antigua disciplina india, beneficia a todo el cuerpo de muchas maneras importantes, aunque no todas tengan un resultado inmediato. Obviamente, contribuye a relajar y a alargar los músculos tensos o contraídos, y a movilizar las articulaciones rígidas. La práctica regular del yoga también puede mejorar su postura, evitando problemas musculoesqueléticos futuros. Con su énfasis en la respiración lenta y mesurada, el yoga también aprovecha los efectos de reducción de estrés y dolor que proporciona un patrón de respiración adecuado, para conducir a la tranquilidad del sistema nervioso. Todos estos factores positivos trabajan conjuntamente en apoyo de los mecanismos de reparación del organismo, para, de esta manera, favorecer la homeostasis (*véanse* páginas 26-27).

La práctica del yoga permite adoptar posturas específicas en ausencia del dolor (*asanas*). Las posturas parecen bastante distintas, pero todas ellas siguen un patrón similar. En cada caso, la *asana* estira una parte o partes del cuerpo hasta el límite de su resistencia, *pero nunca más allá*. Si se da cuenta de que está realizando esfuerzos y siente dolor, ha traspasado la barrera y debería detenerse inmediatamente. Lo habitual es mantener una postura de yoga, sin esfuerzo, durante algunos minutos, mientras respira de forma lenta y relajada. Después de un minuto o dos, se habrá relajado lo suficiente para moverse un poco más en la dirección del estiramiento. De nuevo, mantendrá esta segunda posición (durante uno o dos minutos, tiempo en el que sus músculos se habrán relajado aún más, permitiendo un nuevo avance en el movimiento). El ejercicio de la página 106 le muestra cómo poner en práctica estos principios generales en la postura del triángulo.

Técnica de la energía muscular

Al igual que la técnica de liberación postural (*véanse* páginas 101-102), la de la energía muscular (MET) procede de la osteopatía. La MET supone la identificación de un músculo o grupo de músculos, tensos o contracturados, y el empleo de un método muy preciso para liberar cualquier «tono» adicional en el músculo para facilitar su estiramiento.

En este método, el músculo se contrae sin moverlo (lo que se conoce como contracción isométrica). Por ejemplo, al sentarse a una mesa o escritorio y mover la cabeza cuidadosamente hacia un lado, se alcanzará un punto en el que se tiene la sensación de

Derecha: En cada *asana* del yoga subsiste el principio del estiramiento suave diseñado para relajar los músculos progresivamente, sin forzarlos.

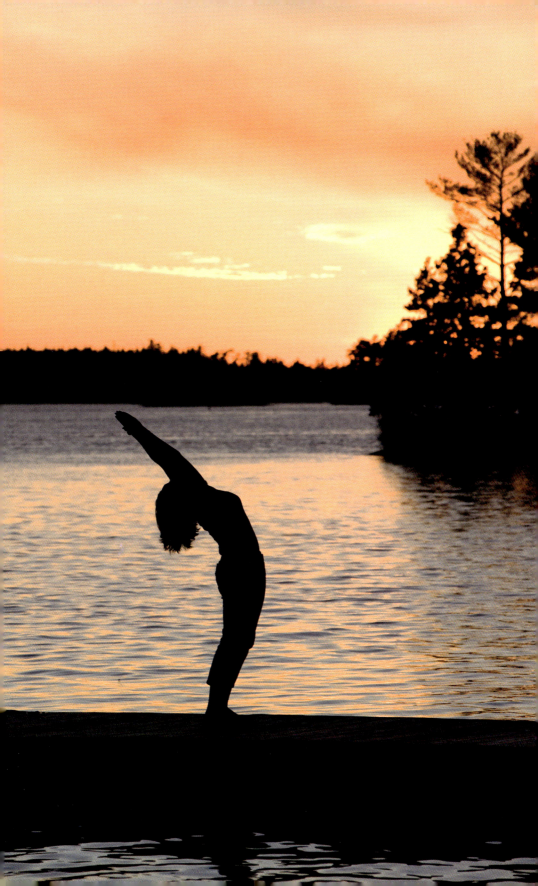

La postura del triángulo

Esta postura es una manera eficaz de estirar los músculos laterales del cuerpo (realícela en ambos lados para un efecto equilibrado). La respiración rítmica es básica en el yoga, y complementa los ejercicios presentados en este libro.

1 En primer lugar, estire el lado derecho de su cuerpo. De pie, separe los pies un poco más que la distancia entre sus hombros, gire el pie izquierdo totalmente a la izquierda, y el derecho un poco hacia la izquierda. Extienda los brazos en horizontal a la altura de los hombros con las palmas hacia abajo. Espirando, inclínese de lado hacia la izquierda, para que su mano izquierda pueda agarrar (o tocar) su pierna izquierda hasta donde le sea cómodo hacerlo. Mientras se inclina, sin moverse hacia delante o hacia atrás, estire simultáneamente su mano derecha hacia el techo.

2 Mientras espira, gire la cabeza para mirar su pulgar derecho. Mantenga las rodillas rectas y estire los brazos hasta donde le resulte cómodo hacerlo. Debería sentir el estiramiento en las zonas tensas. Relájese en esa postura, respirando despacio y rítmicamente.

3 Después de un minuto, espire y deslice su mano izquierda más hacia abajo a lo largo de su pierna izquierda, doblándose un poco hacia la izquierda. Mantenga la posición durante un minuto antes de incorporarse. Repita los pasos 1 a 3 en el lado izquierdo.

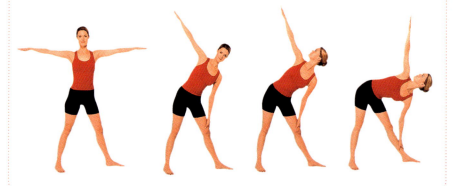

que no girará más a menos que emplee cierta fuerza (a menos que sea extraordinariamente flexible).

Vuelva su cabeza de esta manera, hacia la derecha, y coloque su codo izquierdo sobre el escritorio o mesa y su mano izquierda plana contra su mejilla izquierda. Ahora, utilizando no más de una cuarta parte de su fuerza, intente girar la cabeza nuevamente hacia el centro, pero evite el movimiento con la mano izquierda. La fuerza del intento de girar y la de la mano se contrarrestan, produciendo la contracción isométrica de los músculos que intentan girar su cabeza. Esto no debería doler (pero si lo hace, deténgase de inmediato). Después de unos 5 segundos, pare y relájese completamente. Inspire y espire, y al exhalar, compruebe cuánto más puede girar la cabeza hacia la derecha sin tener que forzarla. Esta liberación muscular se conoce como «relajación postisométrica». Acaba de emplear los principios de la MET en los músculos contracturados que limitaban el movimiento de la cabeza.

Resulta interesante saber que la contracción del músculo opuesto logrará un efecto similar. En esta ocasión, siéntese a la mesa o el escritorio y gire su cabeza hacia la izquierda hasta que note un ligero tirón. Nuevamente, coloque su mano izquierda en su mejilla izquierda e intente girar más hacia la izquierda contra la resistencia que ofrece su mano, utilizando una cuarta parte (o menos) de la fuerza muscular de su cuello. Manténgalo durante unos 5 segundos y relájese para, mientras respira, comprobar que ahora puede mover su cabeza más hacia la izquierda sin esfuerzo. El efecto de liberación muscular resultante de este método se conoce como *inhibición recíproca*. Aunque estas dos variaciones logran el mismo efecto, hay unas diferencias que cabe recordar. La relajación postisométrica tiene un efecto más prolongado, pero la inhibición recíproca no tiende a agravar las articulaciones sensibles. No debe aplicar la MET a zonas inflamadas o lesionadas.

Puede seguir el mismo procedimiento para cualquier músculo que necesite estiramiento, siguiendo estos pasos: Encuentre el umbral de resistencia. Contraiga isométricamente los músculos contracturados. Después de la contracción muévase con mayor facilidad a un nuevo umbral de resistencia. La MET está recomendada para aliviar el dolor en músculos que alberguen un punto gatillo activo.

Mantenerse en forma

Caminar es el mejor ejercicio posible. Acostúmbrate a caminar lejos.

Thomas Jefferson (1743-1826)

Uno de los aspectos más importantes de la recuperación después del dolor es evitar lo que se conoce como «desacondicionamiento», que es precisamente lo opuesto a estar aeróbicamente en forma. Si evita el ejercicio en general, y los movimientos específicos en particular (como los estiramientos), porque duelen, o porque teme que puedan doler, resulta fácil caer en el hábito del no uso, conocido como *comportamiento enfermo.*

Éste puede conducir a una espiral descendente en la que el miedo al dolor lleva a la falta de actividad, que a su vez resulta en la pérdida de condición de los músculos, un mayor dolor e incluso una mayor dificultad en la realización de la actividad diaria normal. Ésta es la receta para la infelicidad y la falta de confianza en uno mismo.

El ejercicio regular tiene mucha importancia (de hecho, resulta esencial) para la prevención o recuperación de los efectos de la pérdida de la condición o «desacondicionamiento», y asegurar que mantiene íntegramente sus funciones corporales. El ejercicio adecuado para sus necesidades particulares también le ofrece la manera de dominar cualquier miedo que pueda haber desarrollado hacia la actividad física, y le anima a controlar su propio dolor y su bienestar. A través del ejercicio también puede cultivar y reforzar sus niveles de motivación y autodisciplina.

Si se siente inseguro con el ejercicio, anímese: sí, el dolor es una advertencia para evitar el sobreesfuerzo en esa zona, pero rara vez representa una demanda absoluta de reposo para esa parte en particular, o el resto de su cuerpo con la mayor normalidad posible. Recuerde el mensaje de que el dolor no necesariamente implica un daño. No obstante, siempre hay excepciones, y en particular cuando le han recomendado reposo para cierta parte de su cuerpo (quizá debido a una fractura, un desgarro o una intervención quirúrgica). En ocasiones incluso le pueden recomendar reposo absoluto. Pero lo que resulta vital es que no tome esas decisiones por sí mismo, evitando la actividad hasta el punto de provocar la atrofia (consumo, porque podría suponer meses enteros de intenso trabajo).

Establezca su frecuencia cardíaca de entrenamiento

La belleza del principio aeróbico es que sin importar su forma física, el ejercicio regular siempre resulta beneficioso. Si una persona ha pasado varias semanas en cama, un ligero paseo alrededor de su habitación aumentará el pulso cardíaco a un nivel de adaptación aeróbico. Es posible que una persona más activa necesite una carrera alrededor de un parque para lograr el mismo efecto.

Puede calcular la frecuencia cardíaca que nunca debe exceder durante su actividad aeróbica, así como la frecuencia cardíaca objetivo, introduciendo su edad en la siguiente fórmula sencilla:

- Para encontrar su frecuencia cardíaca máxima, reste su edad a 220. (Si utilizamos 40 años de edad como ejemplo: 220-40 = 180, así que 180 es la frecuencia cardíaca que esta persona nunca debería exceder durante la práctica del ejercicio, a fin de evitar forzar el sistema cardiovascular).
- Para encontrar su frecuencia cardiaca óptima, calcule $\frac{3}{4}$ partes de su frecuencia cardíaca máxima. (En el ejemplo de arriba esto sería: 180 x 0,75 = 135), así que 135 es la frecuencia cardíaca que esta persona debe alcanzar durante 20 minutos tres veces por semana para conseguir una buena forma aeróbica).

Si tiene dudas, busque el consejo médico, pero cualquiera que sea su elección, utilice su cuerpo con la mayor normalidad posible.

A la vez que le ayuda a desarrollar una perspectiva saludable y positiva, el ejercicio puede mejorar el funcionamiento de sus sistemas corporales. Por ejemplo, las hormonas de la tiroides funcionan mejor cuando se practica el ejercicio aeróbico (y el mal funcionamiento tiroideo se ha relacionado con ciertas condiciones de dolor crónico como la fibromialgia). Y, por supuesto, el ejercicio regular resulta vital para mantener una circulación y una función cardiovascular saludables.

Para reducir los síntomas del dolor crónico a través del ejercicio, la investigación ha demostrado que debería seguir un programa regular que combine la preparación aeróbica, el trabajo de flexibilidad (estiramientos) y, a ser posible, la musculación. El aspecto aeróbico podría incluir actividades como caminar a buen ritmo, subir escaleras, montar en bicicleta, nadar o el aeróbic sin impacto. Entre otras posibilidades se encuentran el baile, el uso de un minitrampolín o saltar a la cuerda. La clave radica en adecuar el programa a su condición aeróbica en particular (*véase* el recuadro, página 108), y con esto en mente, también deberá consultarlo, con personal cualificado, antes de embarcarse en cualquier programa de ejercicios. En su rutina aeróbica regular, intente utilizar todas las partes de su cuerpo (evitando los movimientos unilaterales) para no generar un desequilibrio. Sobre todo, sea cual fuere el ejercicio elegido, debe disfrutarlo, para considerarlo como parte integral de su rutina diaria, y no una intrusión que provoca cansancio, porque será poco probable que lo realice.

Las rutinas de estiramiento y flexibilidad deberían seguirse cada día. Si se embarca en un ejercicio aeróbico, recuerde las siguientes pautas:

- Para ponerse en forma aeróbica debe practicar ejercicio de manera regular (al menos tres veces por semana durante 20 a 30 minutos cada vez). El ejercicio aeróbico es más eficaz si se realiza tres o cuatro veces por semana, durante 30 a 45 minutos en cada ocasión.
- Ejercítese lo suficiente para alcanzar un pulso que garantice la actividad aeróbica (y esto cambiará conforme mejore su condición; *véase* recuadro, página 109).
- Realice siempre estiramientos de calentamiento y al finalizar, antes y después de la actividad aeróbica, para evitar lesiones y minimizar la rigidez.
- Se requieren entre dos y seis meses para alcanzar una buena forma relativa, en función del período transcurrido desde que se ejercitó regularmente con anterioridad, y de su peso en relación a la estatura. Con que menos en forma esté, y cuanto mayor sea el sobrepeso, mayor tiempo necesitará, pero comenzará a sentir los beneficios mucho antes de lograr la buena condición aeróbica.

Sabrá que está en buena forma aeróbica cuando:

Un enfoque equilibrado

Una razón que las personas con problemas de equilibrio mencionan como motivo para no hacer ejercicio es el miedo a caerse. Una caída puede tener consecuencias muy serias, en especial cuando envejecemos. Si sufre este tipo de ansiedad, intente mejorar su equilibrio con esta rutina. Le ayudará a entrenar su cerebro para reconocer las señales que emiten los diminutos receptores sensoriales de sus pies, tobillos, rodillas y zona pélvica (propioceptores) que le indican su posición en el espacio. Cuando esta función (conocida como propiocepción) mejora, también lo hace el equilibrio. Tendrá más confianza y podrá caminar, así como subir y bajar escaleras.

1 Colóquese bajo el marco de una puerta con los brazos cruzados (aunque listos para utilizar el marco como soporte si es necesario). Mirando hacia el frente, levante un pie del suelo y compruebe cuánto tiempo puede mantener la posición sin tocar el marco.

2 Si puede mantener la posición durante 10 segundos, repita la prueba con la otra pierna.

3 Si no puede mantener la posición durante 10 segundos con cada pierna, repita este ejercicio varias veces al día hasta que pueda hacerlo.

4 Una vez que pueda mantener el equilibrio con cada pie durante 10 segundos, intente practicar el mismo ejercicio con los ojos cerrados.

- Se sienta cómodo después de practicar ejercicio y pueda controlar su respiración.
- Su ritmo cardíaco normal (cuando no está haciendo deporte) sea menor. De esta manera reducirá el esfuerzo de su corazón y la presión arterial, y regulará los niveles de azúcar en sangre.
- Mejore su metabolismo, haciéndole sentir más enérgico y probablemente pueda perder peso (si lo necesita).

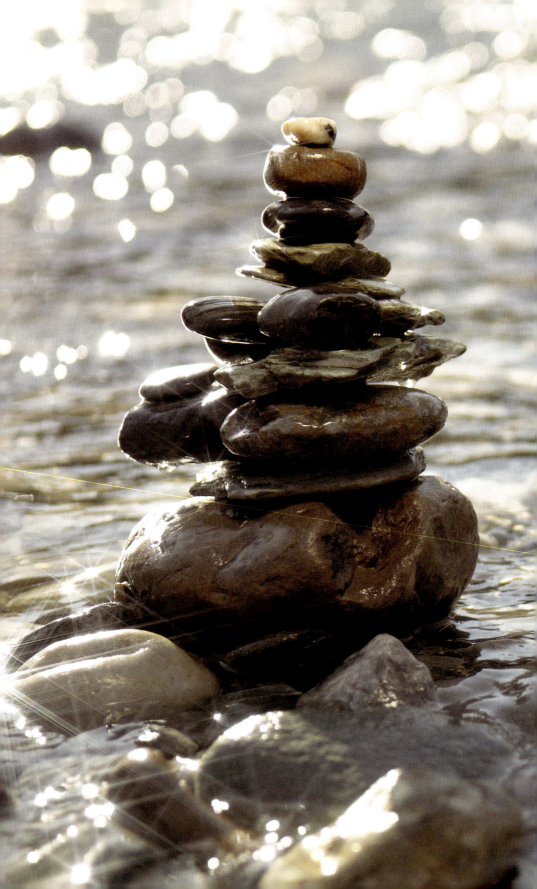

Terapias complementarias

En ocasiones, el razonamiento que se halla en la base de un tratamiento determinado es evidente. Si le doliera el hombro, no costaría mucho convencerle de que se sometiera a un masaje. De forma similar, un ejercicio de relajación sería una respuesta lógica frente a un día estresante. Sin embargo, en este capítulo consideraremos algunas terapias menos obvias, como la acupuntura y la aromaterapia, que pueden resultar igualmente beneficiosas cuando se emplean de manera adecuada.

Al evaluar algunas de las ideas que se presentan aquí, intente averiguar lo que le atrae, lo que le convence, aquello con lo que se sentiría cómodo. No es necesario que adopte todos los métodos descritos, a pesar de la atractiva evidencia de su valor. Pruebe sólo aquellos que pueda aceptar a nivel intelectual (como hemos visto en capítulos anteriores, creer en el tratamiento es vital para que funcione).

Casi todas las terapias complementarias hoy en día están reguladas, ya sea por autoridades nacionales o locales. Vale la pena asegurarse de que su terapeuta esté convenientemente cualificado, y si es necesario, que esté autorizado para practicar la terapia, y que pertenezca a una organización profesional.

Energía y armonía

Todo descansa en el prana, como los radios descansan en el centro de la rueda…
Prasna Upanishad

Los conceptos del antiguo Oriente sobre la energía vital constituyen la base de una amplia serie de terapias como la acupuntura (*véase* el recuadro, página siguiente), el qigong y el reiki. Pero ¿cómo funcionan realmente?

La investigación sobre estos tratamientos ha demostrado que nos benefician de muchas maneras. Entre ellas se encuentran el alivio de la ansiedad, el dolor y las jaquecas crónicas, la curación de lesiones, la mejora en la química sanguínea y la corrección de anomalías en la presión arterial.

Estos estudios han demostrado que estos métodos alternativos contribuyen de manera significativa a la recuperación de las enzimas, los organismos unicelulares, los hongos, las bacterias y las plantas frente a los efectos de la exposición a rayos-X o toxinas. Esto demuestra que, a pesar de que los mecanismos de acción no son totalmente conocidos, las terapias energéticas ejercen una influencia física real, y que no sólo se basan en el principio del dominio de la mente sobre la materia.

Un profesional de reiki, por ejemplo, puede influir en las células, la sangre y los tejidos de un paciente incluso sin tener contacto físico con él. Este fenómeno, en principio imposible, sugiere que hemos de revisar nuestros conceptos sobre lo físico para incluir los efectos de una energía invisible e intangible.

La medicina oriental siempre ha incorporado los conceptos de equilibrio y desequilibrio de la energía vital en su manera de entender la salud y la enfermedad. Conocida como *qi* en China, *ki* en Japón y *prana* en India, la energía se considera la característica que organiza a los restantes sistemas corporales. Constituye la base de las terapias, como la acupuntura, que se practican en Oriente desde hace más de 5.000 años. Muchas de estas terapias se aceptan ampliamente en la medicina occidental debido a su eficacia, en particular en lo relativo al tratamiento del dolor, pero a partir de las explicaciones occidentales modernas en lugar de las teorías tradicionales de Oriente. No obstante, no deberíamos descartar a la ligera las creencias que subyacen en un sistema que

Acupuntura

La antigua terapia oriental de la acupuntura se practica hoy en día ampliamente en Occidente. Supone la introducción de agujas desechables muy finas, de acero inoxidable, en puntos específicos del cuerpo. Las agujas pueden permanecer insertadas durante unos segundos, o 20 minutos o más, dependiendo del efecto que quiera lograr el acupuntor. Pueden rotarse para producir una sensación de pesadez en la zona; algunos acupuntores logran un efecto similar haciendo pasar una suave corriente eléctrica a través de las agujas. Otros métodos que influyen en los tejidos dolorosos incluyen el calentamiento de las agujas, terapia que se conoce como *moxibustión*.

La medicina occidental cree que la acupuntura bloquea los mensajes dolorosos que llegan al cerebro (*véase* página 17) a la vez que induce la liberación de hormonas que alivian el dolor. Esta teoría contrasta con el concepto oriental tradicional de la acupuntura, que la considera un procedimiento que reequilibra la energía. Independientemente de las teorías, la investigación ha demostrado que esta terapia es uno de los métodos más seguros y efectivos para lograr el alivio del dolor.

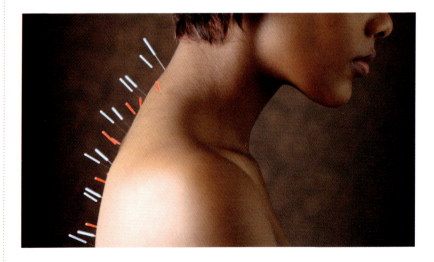

se usa desde la antigüedad, en especial en estos tiempos en los que la investigación sobre la física cuántica ha obtenido evidencias que, en muchas maneras, corroboran los conceptos orientales tradicionales sobre la energía.

Los resultados de estas investigaciones ya influyen en la medicina occidental (como se observa, por ejemplo, en el empleo de los campos biomagnéticos para estimular el proceso de curación de las fracturas, y en la RMN o imagen por resonancia magnética).

El antiguo debate sobre la existencia de lo que se denomina energía curativa o energía vital se está sustituyendo por un estudio serio sobre la interacción entre los campos energéticos biológicos, las estructuras y las funciones, empleando instrumentos suficientemente sensibles para detectar los campos biomagnéticos que producen los órganos del cuerpo. Las diminutas variaciones en la luz y el calor que emanan del cuerpo ahora pueden medirse, y relacionarse con los distintos estados de salud y las etapas de

Inferior Como el reiki canaliza la influencia curativa del terapeuta hacia el paciente, aquél debe gozar de buena salud y adentrarse en un estado meditativo antes de abordar el tratamiento.

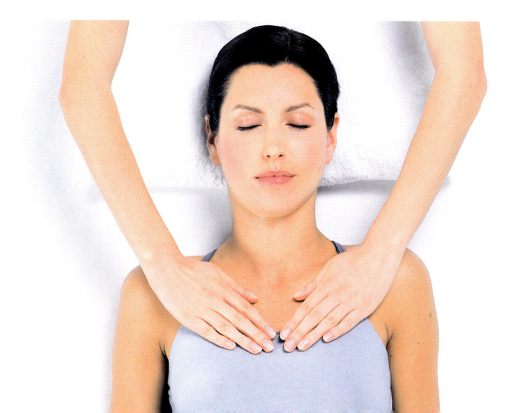

Ventosas

En este tratamiento tradicional chino/asiático, que ahora es objeto de investigación para su empleo en la gestión del dolor,[1] se genera el vacío en un vaso o copa cerámica (ventosa) por medio de vacío o calor, y se aplica sobre la piel. Los tejidos afectados son atraídos hacia la copa, generando una congestión local transitoria con una serie de efectos, como el alivio del dolor. En algunos casos, las ventosas se dejan durante varios minutos antes de volverse a colocar; o se desplazan mientras la succión permanece activa para provocar un estiramiento de la piel conocido como ventosa deslizante. La aparición de marcas o hematomas es común.

recuperación y reparación tisular. Si prefiere considerarlo en términos de *qi* o biomagnetismo, no se olvide del gran número de terapias que se basan en el concepto de energía.

Por ejemplo, los profesionales de terapias manuales como la osteopatía, la fisioterapia, el masaje y la terapia craneosacral pueden inconscientemente utilizar sus propios campos energéticos para ayudar a equilibrar los de sus pacientes, potenciando así el proceso curativo. Por el contrario, los métodos de las artes marciales, como el aikido de Japón o el qigong de China, enseñan a los individuos a potenciar sus propios potenciales energéticos, tanto para la autodefensa como para su bienestar general.

La modificación de la energía constituye el fundamento de algunos sistemas como la reflexología, la terapia polar y el reiki. Lo mismo ocurre con la terapia de cristales y con los tratamientos que emplean la luz y las ondas sonoras para potenciar la salud.

Es posible que también sea el reequilibrio de los campos energéticos lo que ocurre durante la «imposición de manos» en la curación espiritual. Ésta es una práctica común por parte de las enfermeras en Estados Unidos, donde se conoce como «toque terapéutico». Se cree que los ritmos energéticos equilibrados del terapeuta se fusionan con las pulsaciones desequilibradas del paciente en un proceso denominado *interconexión*, para armonizar el patrón energético del paciente. Se ha demostrado que los beneficios del toque terapéutico van desde el alivio del dolor de cabeza hasta la reducción de la fiebre y la inflamación.

Luz y color

El trastorno afectivo estacional (TAE) que conduce a la «depresión invernal» es lo que nos indica con mayor claridad lo importante que resulta contar con una exposición regular y directa a la luz natural. Las investigaciones también han demostrado que la fuerza muscular se reduce significativamente cuando hay un déficit de luz natural, o luz artificial de amplio espectro. Además, hay evidencias de que la falta de luz puede conducir a un incremento de la fatiga, la irritabilidad y los lapsos de atención, todos ellos reversibles si se corrige la exposición a la luz. Las implicaciones son evidentes para cualquiera que esté confinado en cama o en casa debido a la enfermedad o el dolor.

Los desequilibrios hormonales también pueden surgir con la falta de luz. La glándula pituitaria, que influye en todas las funciones hormonales, tiene una absoluta necesidad de «luz de amplio espectro». La pituitaria únicamente puede disponer de esta luz si ésta ha entrado por el ojo sin haber sido filtrada por una ventana. La luz de amplio espectro difiere de la luz emitida por la mayoría de fuentes incandescentes y fluorescentes, que casi siempre carecen del extremo azul y ultravioleta del espectro. Como ya se ha mencionado, un factor importante en el menor acceso a la luz por parte de la glándula pituitaria lo produce pasar demasiado tiempo detrás de una ventana (en casa, en la oficina, en el automóvil o llevando gafas de seguridad o lentes de contacto). Incluso estar al aire libre un día soleado puede no ser suficiente si lleva gafas de sol, en especial si están tintadas de rosa o naranja.

Para asegurar una exposición diaria adecuada a la luz de amplio espectro, instale bombillas etiquetadas como «espectro completo», o de manera ideal, pase no menos de una hora al día en el exterior. No es necesaria la exposición a la luz solar. Si no puede salir al exterior, y no puede encontrar las bombillas de amplio espectro, sentarse frente a una ventana abierta le proporcionará los mismos beneficios.

Durante un ejercicio de meditación, intente visualizar un color en particular que incida sobre usted, o imagínese bañado en ese color. Piense en el azul si necesita tranquilizarse; y en el rojo o el amarillo si quiere vigorizarse.

El color y la terapia de láser

En la medicina ayurvédica (India), se dice que los distintos centros de energía del cuerpo, conocidos como *chakras*, responden a diferentes partes del espectro. Por ejemplo, el chakra laríngeo, que se cree que tiene una influencia particular sobre la glándula tiroides, y que requiere ser reequilibrado en caso de insomnio o hiperactividad, sería tratado con luz azul. Esto supondría llevar ropa azul, utilizar bombillas de color azul y beber agua previamente expuesta a la luz azul. No existe una evidencia concluyente sobre el efecto directo de la cromoterapia en los síntomas físicos. Sin embargo, el estado de ánimo y la emoción, que influyen en nuestra sensación de bienestar, sí que parecen depender de la exposición a las luces de distintos colores. Las investigaciones realizadas en Canadá y Estados Unidos han demostrado que la exposición a las luces amarillas y rojas produce efectos definitivamente estimulantes, mientras que las azules y negras son tranquilizantes.

También se han llevado a cabo numerosas investigaciones en el empleo de lo que se conoce como terapia de láser de bajo nivel en el tratamiento del dolor, en particular el producido por problemas en los tendones o ligamentos. Esta terapia requiere una aplicación experta y se usa en entornos en los que se aplica la fisioterapia y otras terapias manuales. Se han reportado los beneficios particulares de la exposición a láser de distintos colores.[2] Algunos acupuntores también usan láser, en particular en pacientes que muestran rechazo a las agujas, y los estudios sugieren que este enfoque también es muy efectivo para la gestión del dolor.

La hidroterapia se ha utilizado durante siglos para el alivio del dolor, y aún continúa siendo un tratamiento de rehabilitación popular en balnearios y hospitales. El agua tiene propiedades destacables, no sólo en su estado líquido, sino también en forma de hielo y vapor. Tiene una poderosa capacidad de transferencia de calor, ya sea para aportar calor a una parte del cuerpo o para enfriarla suavemente, por ejemplo cuando los tejidos están irritados o inflamados. Cuando nos movemos en el agua, ésta soporta parcialmente nuestro peso, de manera que los ejercicios que de otra manera serían impensables, pueden realizarse de forma indolora.

Los métodos de hidroterapia que se presentan son seguros y eficaces para la modificación del dolor cuando se emplean según la descripción. Un baño «neutro» también es un tratamiento recomendado para el dolor crónico y los dolores en general (*véanse* páginas 86-88).

Aplicación de hielo

Gracias al calor que absorbe cuando pasa de sólido a líquido, el hielo puede reducir drásticamente la inflamación y el dolor. La aplicación de hielo pueden utilizarse para cualquier torcedura y lesiones recientes, inflamación de las articulaciones, mordeduras, dolores de cabeza y de muelas, así como hemorroides. Evite usarlas sobre el abdomen si padece cistitis aguda, o sobre el pecho si sufre asma, e interrumpa su empleo de inmediato si encuentra que el frío agrava el dolor.

Para preparar una compresa helada, coloque una capa de 2,5 cm de hielo picado sobre una toalla. Dóblela y sujétela con imperdibles. Cubra el área a tratar con un trozo de tela de lana o franela y coloque la compresa encima, envolviéndola con plástico para retener el agua. (Es posible que deba proteger su ropa o la de la cama del hielo fundido.) Sujete el conjunto con una venda y déjela así durante unos 20 minutos. Repita después de una hora si nota que le es de utilidad.

Un enfoque más sencillo consiste en usar una bolsa grande de guisantes congelados (debido a su pequeño tamaño se adaptan al contorno del área a tratar). Envuelva

Hidroterapia constitucional

Para aplicar la hidroterapia constitucional necesitará: una sábana grande doblada por la mitad, o dos sábanas individuales; dos mantas (de lana, si es posible); tres toallas de baño; una toalla de manos; y agua fría y caliente. Las siguientes instrucciones están dirigidas a su ayudante (o a usted, si es quien aplica el tratamiento). Antes de comenzar, extienda las mantas sobre la camilla y compruebe que será posible doblar los bordes alrededor del paciente para que el cuerpo esté cubierto desde los hombros hasta los pies.

1 El paciente debería tenderse desnudo, boca arriba, entre las sábanas y bajo la manta. Doble hacia atrás la sábana superior y la manta, y coloque dos toallas de baño dobladas, sumergidas en agua caliente (y un poco escurridas), directamente sobre el cuerpo del paciente, cubriendo el tronco desde los hombros hasta las caderas. («Caliente» significa demasiado caliente para dejar su mano en el agua durante más de 5 segundos.) Cubra al paciente otra vez con la sábana y la manta y espere 5 minutos.

2 Doble hacia atrás la sábana y la manta superiores, y coloque una toalla de manos mojada con agua caliente sobre las de baño y gírelas todas, de manera que la toalla de manos quede en contacto con la piel. Retire las primeras toallas. Coloque una toalla mojada con agua fría sobre la toalla de manos caliente y vuélvalas a girar, de forma que la fría entre en contacto con la piel. Retire la toalla de manos. Vuelva a cubrir al paciente con la sábana y la manta y déjelo así unos cuantos minutos, hasta que la toalla fría se caliente. Si el paciente se queja de frío, masajéele la espalda, los pies o las manos.

3 Retire la toalla antes fría y ahora caliente, y coloque al paciente boca abajo. Repita los pasos 1 y 2 en la espalda.

Precaución: Si tiene diabetes, evite el calor sobre los pies o las piernas, así como en todo el cuerpo. Evite el frío si tiene la enfermedad de Raynaud.

la bolsa en un trapo de cocina o funda de almohada y aplíquela durante 10 a 15 minutos cada hora hasta que la inflamación y el dolor se reduzcan.

Compresas «calientes»

Es un tratamiento ideal para aplicarse uno mismo en el caso de dolor articular, mastitis, dolor de garganta (compresa sobre la garganta), dolor de espalda (la compresa debería cubrir el abdomen y la espalda) y el dolor torácico causado por la bronquitis. Conforme la compresa se calienta, el efecto es relajante y el dolor suele disminuir. Si encuentra que la compresa le alivia el dolor, utilícela hasta cuatro veces al día durante al menos una hora en cada ocasión. Es recomendable dejarla puesta toda la noche.

Necesitará lo siguiente: un trozo de tela de algodón suficientemente grande para cubrir el área a tratar; un trozo de tela de lana o franela para cubrir el algodón, y dos o más imperdibles grandes para sujetar el conjunto. Escurra la tela de algodón después de sumergirla en agua fría, de manera que esté húmeda pero que no gotee. Colóquela alrededor de la garganta de manera que los extremos se solapen ligeramente. A continuación, envuelva la tela de lana o franela alrededor de la tira de algodón, cubriéndola por completo, y sujétela con imperdibles. Si el material exterior no está sujeto, la tela húmeda interior no se calentará. Debería ser relativamente hermético, pero no demasiado como para impedir la circulación. La tela húmeda y fría se calentará y dará una sensación de comodidad. Lave la tela de algodón antes de volverla a utilizar.

Hidroterapia constitucional (HC)

La aplicación alterna de compresas húmedas calientes y frías tiene un efecto «equilibrante» inespecífico sobre el cuerpo. Si se emplea una o dos veces cada día durante varias semanas, la HC puede inducir la relajación, reducir el dolor crónico y reforzar la función inmunológica. El efecto del uso repetido de la HC es acumulativo.

Precaución: Aunque resulta reconfortante, el calor tiende a producir la congestión tisular. Si utiliza agua caliente en el tratamiento (como ocurre en la aplicación de una botella de agua caliente a un área dolorosa) siempre debería ir seguida de una aplicación de frío o frescor, a fin de descongestionar y restaurar la circulación normal de los tejidos.

La generosidad
de la naturaleza

La aspirina, extraída originalmente de la corteza del sauce, es un ejemplo de la contribución de las plantas a la ciencia médica moderna. Sin embargo, que sea natural no siempre significa que sea seguro. Aun así, las medicinas herbales, cuya seguridad se haya demostrado, producen menos reacciones físicas adversas que los fármacos. La seguridad y la eficacia en el alivio del dolor de las hierbas de la siguiente lista son bien conocidas.

El gel de **aloe vera** tiene un efecto antiséptico cuando se aplica en las heridas, quemaduras, picaduras, mordeduras, úlceras y abscesos. El gel puede obtenerse directamente de las hojas cortadas de la planta para su uso tópico, o bien adquirirse como preparado para su uso oral y aliviar la mayoría de las molestias digestivas.[3]

El **árnica** se ha ganado la reputación de aliviar el dolor de hematomas y contusiones, siempre y cuando la piel permanezca intacta.[4]

La **bromelina** es una enzima extraída de los tallos de la piña. Reduce con seguridad la inflamación, y resulta útil en el tratamiento de la artritis y después de un traumatismo.

Inferior Conocida por sus efectos antiinflamatorios, la manzanilla puede utilizarse para impregnar una compresa, o en forma de infusión, bebida o para lavar los ojos inflamados.

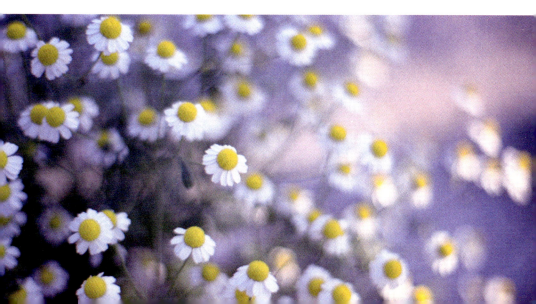

Decocciones, tinturas e infusiones

Las hierbas suelen prepararse como decocciones, tinturas e infusiones. Todas estas preparaciones son fáciles de hacer.

Para elaborar una decocción de bayas, raíces o corteza, coloque las hierbas en una cacerola, cubra con agua fría y lleve a ebullición. Deje hervir a fuego lento hasta que el líquido se reduzca en una tercera parte, antes de colar en un recipiente para reservarlo en un lugar fresco.

Una tintura se prepara remojando la hierba en un líquido espiritoso durante dos semanas para extraer los ingredientes activos. Después se cuela el líquido a través de una prensa de vino forrada de muselina, y se reserva en botellas de vidrio opaco.

Una infusión se prepara de la misma manera que un té. Cubra las hierbas con agua hirviendo y déjelas reposar durante unos 10 minutos. Cuele y beba. Puede añadir miel para mejorar el sabor de la infusión.

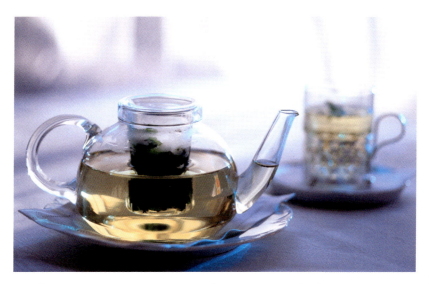

Superior: Limpiar el pico de una tetera después de preparar una infusión puede ser un trabajo complicado; intente utilizar un recipiente poroso dentro de la tetera para retener las hierbas que reposan en el agua.

Es posible prevenir el dolor muscular después del ejercicio tomando bromelina antes. Resulta importante no tomar la bromelina con la comida, o los beneficios antiinflamatorios se perderán, ya que contribuye a la digestión proteica.[5]

Los extractos de **pimienta de Cayena** y de **chile rojo,** frotados sobre la piel, pueden aliviar el dolor de la culebrilla (herpes zóster), y aquellos relacionados con problemas articulares crónicos (no agudos).[6]

La **manzanilla** es conocida por sus propiedades antiinflamatorias y antiespasmódicas. Puede tomarse como infusión, aplicarse como compresa o para lavar los ojos.[7]

El **aceite de clavo** debe aplicarse directamente sobre los focos de dolor dental para que resulte eficaz.[8]

La **consuelda** se usa para el tratamiento de quemaduras, golpes, torceduras y fracturas.[9]

La **bola de nieve** (*Viburnum opulus*) tiene propiedades antiespasmódicas, por lo que resulta ideal para todo tipo de calambres. La hierba puede tomarse en decocción o tintura (*véase* recuadro, página anterior).[10]

La **curcumina**, contenida en la cúrcuma, contribuye a aliviar el dolor artrítico.[11]

El **harpagófito** o «garra del diablo» se obtiene del fruto de una planta sudamericana y se utiliza principalmente para el tratamiento de la inflamación y el dolor artrítico.[12]

El **jengibre** alivia el dolor digestivo. Tómelo como infusión o en forma de cápsulas, disponibles en las tiendas naturistas.[13]

El **ginkgo biloba** puede tomarse en cápsulas para problemas de circulación.[14]

El **aceite de lavanda**, mezclado con aceite de hierba de San Juan, puede aliviar los dolores musculares generales y los de las articulaciones, y se aplica masajeando suavemente el área afectada.[15,16]

El ungüento de **caléndula** alivia los cortes y rozaduras.[17]

La **corteza de sauce** (fuente original de la aspirina) como tintura se utiliza para aliviar los dolores artríticos.[18]

Precaución: Aunque se ha demostrado la seguridad de los productos mencionados en la página 123 y más arriba, siempre resulta aconsejable consultar a un profesional médico antes de consumir cualquier medicina herbal, en particular si ya se encuentra en tratamiento con un fármaco convencional.

Aromas curativos

La aromaterapia, que es segura, no requiere un equipo caro y es fácil de practicar en casa. Implica el uso terapéutico de aceites esenciales que se extraen de plantas como la rosa, el limón o la lavanda. Cada uno tiene unas propiedades específicas, como la capacidad de potenciar la relajación, reducir la ansiedad o aliviar la fatiga. Los aceites pueden administrarse de muchas maneras distintas: pueden añadirse (con precaución) a un baño, masajearse sobre la piel, inhalarse directamente o difundirse por la habitación. Al aplicarse de manera directa sobre la piel, todos los aceites (a excepción de la lavanda) deben diluirse en un aceite base neutro, como el de almendra o girasol (siga las instrucciones del fabricante).

El papel que juegan los aceites esenciales en el alivio del dolor está bien documentado. El árnica ha demostrado reducir el dolor de parto, así como el producido por la quimioterapia y la cirugía. Los aceites de limón y lavanda pueden ayudarnos a afrontar el estrés de cualquier tipo, incluido el dolor.

De hecho, el de lavanda es uno de los aceites más seguros, más empleados y versátiles para el alivio del dolor. Para calmar las quemaduras y las picaduras de insectos, puede aplicarse sin diluir sobre la piel y cubrirla con un apósito. Para aliviar el dolor, intente añadir unas cuantas gotas a una compresa «caliente» (*véase* página 122). Entre otras maneras de emplear el aceite de lavanda se encuentran las siguientes: verter unas cuantas gotas sobre un pañuelo o una bola de lana de algodón e inhalarla; verter 10 gotas en la bañera; difundirla por la habitación con un inhalador o difusor de vapor. Además de sus propiedades analgésicas directas, la lavanda también potencia las ondas alfa en el cerebro, las cuales promueven la relajación y el sueño profundo.

Precaución: Es importante realizar una prueba de alergia antes de probar un aceite nuevo. Ponga una gota sobre la piel en la parte interior del codo y espere 24 horas para comprobar si aparece un sarpullido. Nunca debe ingerir los aceites o aplicarlos sobre los ojos, y las mujeres embarazadas deberían evitar la aromaterapia, a menos que sea prescrita por un profesional médico. Los aceites esenciales deberían guardarse en recipientes de cristal opaco, en un lugar fresco fuera del alcance de los niños. Deben desecharse cuando hayan caducado.

Aromaterapia para combatir la ansiedad

Las siguientes combinaciones de aceites esenciales se han utilizado con éxito en los masajes para combatir el estrés y los síntomas de ansiedad. En cada caso, la mezcla debería diluirse en 25 ml de aceite base. Estas combinaciones pueden añadirse a un baño o inhalarse utilizando un quemador para aceites esenciales o simplemente agregando unas cuantas gotas a un recipiente de agua caliente (no hirviendo). Mantenga la cabeza sobre el recipiente, cúbrala con una toalla e inhale el vapor durante intervalos de aproximadamente un minuto.

- Para la sensación de tensión y ansiedad relacionada con el dolor muscular y el malestar, mezcle 10 gotas de salvia romana con 15 gotas de lavanda y 5 gotas de manzanilla común.
- Para la aprehensión asociada al miedo y los presentimientos, mezcle 15 gotas de bergamota con 5 gotas de lavanda y 10 gotas de hierba de San Roberto.
- Para la ansiedad relacionada con la fatiga crónica, la falta de concentración y el insomnio, mezcle 10 gotas de azahar con 10 gotas de rosas y 10 gotas de bergamota.

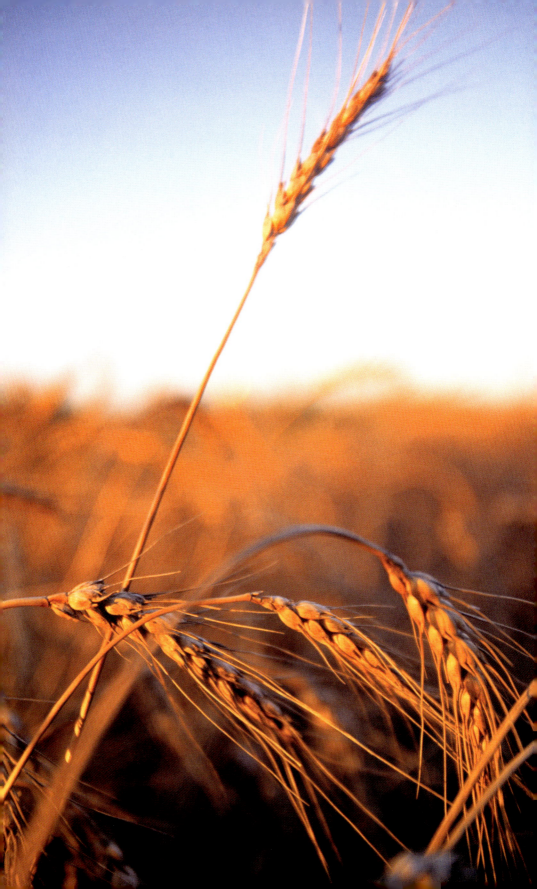

Alimentarse correctamente

La expresión «eres lo que comes» está muy cerca de la realidad, ya que la materia prima que ingerimos a través de la comida y la bebida proporciona los ladrillos de nuestro cuerpo, y la energía para todos los procesos que tienen lugar en nuestro organismo. La inflamación y la curación de los tejidos mejoran su curso gracias a una buena nutrición, o se retrasan debido a una dieta desequilibrada. Las alteraciones bioquímicas resultantes de las alergias e intolerancias alimentarias pueden producir dolor o agravar el ya existente.

La información proporcionada en este capítulo sólo tiene fines orientativos. Es más seguro lograr un cambio en la dieta si sigue el consejo relacionado específicamente con su dolencia que le pueda proporcionar una persona cualificada. Sin embargo, un paso que debe tomar de manera necesaria es el empleo de su diario del dolor (*véanse* páginas 35-37) para probar los efectos de cualquier cambio en la dieta. Fiarse tan sólo de la memoria no resulta una buena idea. El diario, con los datos cotidianos (resulta ideal hacerlo a la misma hora cada día), le proporcionará un registro definitivo sobre el cual trabajar, a fin de introducir nuevos cambios basándose en la información más que en la suposición.

Inflamación y dieta

Para controlar la inflamación a través de la dieta, debería incrementar la ingesta de aceites de pescado (contienen ácido eicosapentanoico, EPA, que calma la inflamación); reducir el consumo de carne y grasas lácteas (contienen ácido araquidónico, que promueve la inflamación); y asegurar una buena ingesta de alimentos antioxidantes. Comer pescado azul dos o tres veces por semana debería proporcionarle suficiente EPA, especialmente si es «rico en grasas» (por ejemplo, salmón, arenque, caballa o sardina). Si no come pescado, puede adquirir cápsulas de EPA en cualquier farmacia o tienda especializada. El organismo también convierte en EPA los ácidos grasos omega-3 contenidos en el aceite de linaza, el aceite de cáñamo, las semillas de calabaza, las nueces, las algas azules (espirulina) y los vegetales de hoja verde como la verdolaga (también conocida como lengua de gato o portulaca).

Para reducir el consumo de ácido araquidónico, no necesariamente debe evitar la carne a toda costa. Algunas aves (sobre todo el pavo), incluidas las de caza, preparadas sin piel, son bajas en grasa. Sin embargo, evite el pato y el ganso debido a su alto contenido en grasa.

Alternativas a los lácteos

La reducción de las grasas animales no significa que deba renunciar a la leche, el helado o el queso; hay muchas alternativas deliciosas que no son de origen animal. Tenga en cuenta que muchas personas que tienen problemas con la leche de vaca emplean alimentos preparados a base de leche de oveja o de cabra.

En lugar de leches animales, pruebe leches vegetales, como la leche de arroz, la de soja, la de nueces (almendra o anacardo), la de coco o la avena.

En lugar de helados, pruebe los sorbetes de frutas frescas, los batidos de fruta congelados o frescos, polos de fruta, cubos de fruta helada, los postres de arroz congelado o los postres a base de tofu (soja) helado.

En lugar de queso, pruebe el tofu o el queso desnatado.

Puede obtener los beneficios antiinflamatorios de una dieta vegetariana baja en grasas, que incluye 60-90 g de queso bajo en grasa o yogur cada día, y algún huevo ocasionalmente.

Las investigaciones han demostrado que una dieta vegana (con ausencia total de productos animales o de pescado) puede tener un efecto beneficioso en las patologías que cursan con inflamación, como la artritis reumatoide, la inflamación o la rigidez. Un estudio investigó los efectos sobre el dolor de la fibromialgia con las dietas vegetarianas o veganas compuestas principalmente por vegetales, frutas, bayas, semillas y frutos secos, y evitando el alcohol, la cafeína, la carne y los lácteos. Durante un período de tres meses, los participantes que siguieron estas dietas experimentaron una reducción significativa de la rigidez y el dolor matutinos en comparación con aquellos que siguieron la dieta no vegetariana.[1]

Piénselo bien antes de seguir una dieta vegana, y consúltelo con su médico o un experto en nutrición. Los veganos corren el riesgo de desarrollar ciertos déficis nutricionales, pero si sigue un patrón equilibrado de alimentación que incluya algún tipo de suplemento, si es necesario (*véase* página 141), no hay motivo por el que una dieta vegana no pueda serle de utilidad. Tenga especial cuidado en incluir las proteínas adecuadas al combinar distintas fuentes de vegetales. Ingerir dos de los siguientes tres tipos de alimento en la misma comida proporciona lo necesario para generar proteínas: cereales; legumbres y semillas. Pruebe la sopa de lentejas con pan, o el tofu (soja) con arroz.

Otro sistema que contribuye a aliviar la inflamación es la dieta macrobiótica. Este enfoque japonés de la alimentación se basa en los conceptos chinos del yin y el yang. La idea es equilibrar los alimentos yin «tranquilizantes», como los vegetales verdes y las frutas, con los alimentos yang «estimulantes», como los cereales, los vegetales de raíz y el pescado.

Los antioxidantes que destruyen las sustancias con radicales libres presentes en los procesos inflamatorios se encuentran en muchos alimentos, como el aceite de oliva, los arándanos, las granadas, los tomates y otras frutas de piel roja, el té verde y las hierbas como el orégano, la cúrcuma y el tomillo. Un estudio demostró que 3 ½ cucharaditas (50 ml) de aceite de oliva tenían el mismo efecto antiinflamatorio que 200 mg de ibuprofeno.[2] También puede aliviar el dolor provocado por la inflamación utilizando las

El equilibrio de leptina

La leptina es una hormona que ayuda a regular el apetito, la inmunidad y la inflamación. Un desequilibrio en el sistema de la leptina puede provocar un «estado proinflamatorio», o síndrome X,[3] que produce la acumulación de grasa alrededor de la cintura y un incremento de la inflamación sistémica.[4] Nuestros hábitos alimenticios, de sueño y ejercicio tienen una influencia profunda en los niveles y el funcionamiento de la leptina. Intente:

* Tomar un desayuno con un contenido significativo de proteínas.
* Comer tres veces al día, cada cinco o seis horas.
* Evitar picar entre comidas.
* Dejar transcurrir unas 10-12 horas entre la última comida del día y la primera de la mañana siguiente.
* Hacer la última comida del día tres horas antes de irse a la cama.
* Evitar las comidas copiosas, e intentar comer despacio.
* Reducir el aporte de carbohidratos y considerar la ingesta de grasas saludables como el aceite de oliva.
* Intentar hacer ejercicio a diario si es posible.
* Esforzarse por dormir al menos siete horas cada noche.
* Utilizar estrategias para el control del estrés, como la relajación y la meditación.

enzimas con las que su estómago digiere la comida. Por ejemplo, la lipasa interviene en la digestión de las grasas, mientras que la lactasa ayuda a procesar los lácteos.

Las enzimas proteolíticas mejoran la digestión de las proteínas. Algunos alimentos, como la piña y la papaya, contienen altos niveles de estas enzimas. Las enzimas proteolíticas también tienen un suave efecto antiinflamatorio, en particular la bromelina y la papaína. Éstas pueden obtenerse en forma de cápsulas en las tiendas especializadas. Para intentar reducir la inflamación, tome 2-3 gramos de bromelina o papaína en dosis separadas a lo largo del día, entre comidas.

Una dieta antiinflamatoria

Estos ejemplos de planificación estacional para las comidas le demuestran la manera de excluir los productos animales de su dieta y, a pesar de ello, consumir una serie equilibrada de nutrientes.

VERANO

Desayuno Cereal (granola), fruta (en particular arándanos o uvas) y nueces con leche vegetal (por ejemplo de arroz, avena, almendra o soja)

Almuerzo a media mañana Bebida de vegetales variados

Comida Sopa fría (pepino o gazpacho) y ensalada vegetal con tomates, remolacha o pimiento rojo, aderezada con aceite de oliva O tofu (queso de soja), pasta de legumbres o *hummus* con patata y/o pan integral

Merienda a media tarde Plátano o uvas

Cena Pasta integral con salsa de tomate y verdura al vapor O patata fría, ensalada de cereales o judías y ensalada vegetal cruda aderezada con aceite de oliva

Tentempié a última hora Sorbete de fruta O yogur helado de soja

INVIERNO

Desayuno Avena con leche vegetal (por ejemplo, de arroz, avena, almendra o soja)

Almuerzo a media mañana Zumo de tomate caliente con pan crujiente de centeno y *tahini*

Comida Sopa caliente (*miso*, judías o verduras) y ensalada fresca aderezada con aceite de oliva y zumo de limón O judías y tofu (queso de soja) con pan integral y una ensalada de verduras crudas aliñadas como se ha mencionado

Merienda a media tarde Té de hierbas o verde con frutos secos

Cena Curry al estilo tailandés o indio con verdura y leche de coco con arroz O estofado de lentejas, tomate y verduras con una patata asada

Tentempié a última hora Pastel de arroz con puré de fruta

Otras dietas y el dolor

El abanico de dietas saludables puede ser asombroso. Las investigaciones han demostrado que aunque muchas personas podrían beneficiarse de este tipo de dietas, no todas lo hacen. Sin embargo, ciertas modificaciones menores (como incrementar el consumo de pescado o vegetales y reducir las grasas animales) sólo pueden redundar en su beneficio.

- La **dieta anticandidiasis** es un régimen estricto bajo en azúcares y levaduras. Está encaminada a controlar el exceso de crecimiento de las levaduras naturales como *Candida albicans*. El exceso de levaduras puede desencadenar reacciones alérgicas y dolor en músculos, articulaciones y el tracto digestivo (y los órganos genitales en el caso de las candidiasis). La dieta parece ser eficaz, pero muchas personas fallan en el autodiagnóstico. Es recomendable el consejo de un experto.

- Si sufre dolor como resultado de una intoxicación de cualquier tipo, una **dieta desintoxicante** puede ayudarle a limpiar su sistema y reforzar el funcionamiento del hígado. Esto podría suponer ayunar o consumir únicamente alimentos crudos o zumos durante cierto período de tiempo. Sin embargo, busque el consejo de un experto (una dieta desintoxicante no es recomendable para todas las personas).

- La **dieta Hay** (de la que se dice que incrementa los niveles de energía y reduce el dolor) recibe el nombre de su creador, el Dr. William Hay. Una parte clave del método supone no comer proteínas y carbohidratos en la misma comida. No existe evidencia científica de las ideas de Hay.

- Una **dieta baja en oxalatos** puede ser recomendable para las personas que tienen tendencia a sufrir cálculos renales, o los dolorosos síntomas de la cistitis que parecen no estar relacionados con una infección. Los alimentos ricos en ácido oxálico (como los vegetales de hoja verde) deben evitarse, y consumir abundantes alimentos bajos en oxalato, como los huevos, aves, lentejas, aguacate, coliflor, nectarinas, guisantes, pasas, pan y cereales para el desayuno.

- Se ha demostrado que una **dieta mediterránea** compuesta por frutas, verduras, cereales, pescado y aceite de oliva, limitando las carnes rojas, mejora la salud y alivia el dolor.[5]

La zona de exclusión

Las reacciones adversas a algunos alimentos y bebidas en particular suelen ser fuente de dolor e incomodidad. Los dolores de cabeza, el estreñimiento o las diarreas, los vómitos, el dolor muscular o articular, el cansancio, las irritaciones de la piel, las palpitaciones y la inquietud son sólo algunos de los síntomas que provocan este tipo de reacciones. Incluso si no son la causa del dolor, las alergias y las intolerancias pueden agravar el dolor ya existente. Puede ser difícil identificar los alimentos que incrementan el dolor. En esta sección describimos el método más fiable para señalar a cualquier culpable (concretamente, excluir alimentos y bebidas de su dieta, y registrar en su diario cualquier cambio en sus niveles de dolor, en especial cuando vuelve a introducirlos). Si sus síntomas mejoran cuando no consume algún alimento en particular, y reaparecen cuando vuelve a comerlo otra vez, ha encontrado la evidencia de una intolerancia.

Las reacciones adversas a los alimentos parecen estar divididas en dos categorías (la alergia auténtica a un alimento [hipersensibilidad] y el fenómeno menos conocido de la intolerancia). Las investigaciones demuestran que la intolerancia a los alimentos puede ser el resultado de la toxicidad de los mismos, o puede deberse a que quien la padece tiene un déficit de enzimas necesarias para la digestión de un alimento en particular (como la lactasa, necesaria para la digestión de los lácteos).

Los alimentos que llegan al sistema digestivo suelen ser descompuestos en moléculas por las enzimas. Algunas de estas moléculas, que contienen nutrientes, son transportadas a través de la mucosa intestinal hacia el torrente sanguíneo. Otras moléculas de mayor tamaño, que contienen productos de desecho, son eliminadas por el organismo. Sin embargo, en ocasiones la pared del intestino se irrita, y permite el paso de las moléculas de desecho, de mayor tamaño, hacia el torrente sanguíneo. Este flujo de moléculas indeseables hacia la sangre, conocido como síndrome del intestino «agujereado» (o permeabilidad intestinal aumentada), puede producir una variedad de síntomas dolorosos, que afectan a músculos y articulaciones.

Los fármacos y las toxinas (como los antibióticos, los esteroides y el alcohol), la edad avanzada, los pesticidas o los aditivos en los alimentos, el estreñimiento crónico, el

estrés emocional y las lesiones importantes, como las quemaduras, pueden favorecer el transporte de productos de desecho hacia el torrente sanguíneo.

Las investigaciones han identificado los alimentos y bebidas con mayor tendencia a agravar los síntomas de las personas que sufren dolor muscular crónico. Entre ellos se encuentran los derivados del trigo y de la leche, el azúcar, la cafeína, los edulcorantes artificiales, el alcohol y el chocolate.

Si tiene síntomas de dolor crónico, puede realizar este experimento de exclusión alimentaria. Para poder extraer conclusiones fiables de este tipo de ejercicio, debería llevarlo a cabo metódicamente. Intente utilizar la dieta de exclusión de las páginas 138-139, o la dieta oligoantigénica de la página 140, a fin de estructurar su investigación. Utilice su diario de dolor (*véanse* páginas 35-37) para mantener un registro preciso de lo que come y los cambios sintomáticos que experimente. Recuerde que cuando deja de comer cierto tipo de alimento al que puede ser sensible, y que ha formado parte habitual de su dieta, es posible que en un inicio experimente síndrome de abstinencia, incluidos fiebre, dolor muscular y articular, así como ansiedad e inquietud. Cualquier efecto secundario suele desaparecer después de unos cuantos días, y puede ser un indicador de que puede ser alérgico o intolerante a lo que acaba de eliminar de su dieta. Pueden ser necesarios hasta cinco días para que un alimento deje de producir síntomas.

SÍNDROME DEL INTESTINO «AGUJEREADO»

Si se incrementa la permeabilidad de la pared intestinal, las moléculas de mayor tamaño pueden pasar al torrente sanguíneo, produciendo dolor.

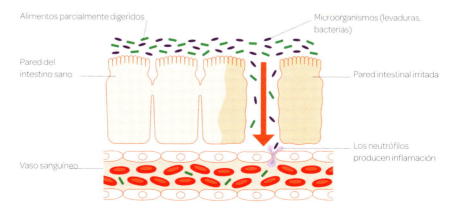

Alimentos parcialmente digeridos

Microorganismos (levaduras, bacterias)

Pared del intestino sano

Pared intestinal irritada

Los neutrófilos producen inflamación

Vaso sanguíneo

La familia de las solanáceas

Las investigaciones han confirmado que los alimentos derivados de la familia de las solanáceas pueden incrementar los niveles de dolor en algunos individuos. Este grupo de alimentos incluye los tomates, las patatas (pero no los boniatos), las berenjenas y los pimientos (aunque no la pimienta negra). Tenga en cuenta que el tabaco también es una solanácea. Los vegetales que pertenecen a la familia de las solanáceas contienen un alcaloide químico denominado *solanina*, que puede desencadenar el dolor. Aunque no existen hallazgos formales que respalden esta afirmación sobre las solanáceas, algunas personas consideran que los síntomas de dolor e inflamación remiten cuando los evitan.

Si siente dolor y quiere verificar la posibilidad de que la familia de las solanáceas le afecta, exclúyalas de su dieta durante dos semanas. Durante este período, anote la evaluación de su dolor y sus síntomas en el diario. Si es sensible a estos alimentos, debería sentir los efectos beneficiosos cuatro o cinco días después de excluirlos. Si después de dos semanas tiene la sensación de que su dolor se ha reducido, comience a comer estos alimentos otra vez de forma regular durante una semana y verifique si el dolor vuelve a incrementarse. Si es así, habrá confirmado que debería excluir las solanáceas de su dieta durante varios meses antes de volver a verificar su reacción. Si no nota los beneficios después de excluirlos durante dos semanas, continúe comiendo estos excelentes y nutritivos alimentos como solía hacerlo.

1.ª parte de la dieta de exclusión: planificación

1 Haga una lista de alimentos o bebidas que sepa con certeza que no le sientan bien, o que le producen reacciones alérgicas (erupciones en la piel, mucosidad excesiva, palpitaciones u otros síntomas).

2 Haga una lista de alimentos o bebidas que consume al menos una vez al día.

3 Haga una lista de alimentos o bebidas que realmente echaría de menos si no los pudiera consumir.

4 Haga una lista de alimentos o bebidas de los que en ocasiones siente una auténtica necesidad de consumirlos.

5 Haga una lista de alimentos o bebidas que utiliza como tentempié.

6 Haga una lista de alimentos o bebidas que ha comenzado a consumir con mayor frecuencia o en mayor cantidad recientemente (si hay alguno).

7 De la siguiente lista, destaque con un color cualquier artículo que consuma cada día, y en otro color el que consuma tres o más veces por semana: pan (u otros productos de trigo); leche; patatas; tomates; pescado; azúcar de caña o derivados; cereales de desayuno; salchichas o embutidos; queso; café; arroz; carne de cerdo; cacahuetes; maíz o sus derivados; margarina; remolacha o azúcar de remolacha; té; yogur; productos de soja; ternera; pollo; alcohol; pastelería; galletas; cítricos; huevos; chocolate; cordero; edulcorante artificial; bebidas gaseosas; pasta.

2.ª parte de la dieta de exclusión: acción

1 Excluya de su dieta el artículo que ha mencionado y destacado con mayor frecuencia en la primera parte. Si hay varios, no importa cuál quiera excluir en primer lugar (lance una moneda al aire si es necesario). Para la mayoría de las personas, los alimentos que producen dolor aparecerán tanto como respuesta a las preguntas como en la lista destacada. Los alimentos con mayor tendencia a mostrar sensibilidad son los lácteos, los cereales (en especial el trigo), los productos de soja, las solanáceas (*véase* página 137) y los cítricos.

2 Si después de una semana sus síntomas (entre ellos el dolor muscular o articular y la fatiga) han mejorado, debería excluirlos durante dos o tres semanas más, antes de volver a introducir el alimento o bebida para verificar si aparecen los síntomas. Si lo hacen (suele ocurrir así después de la segunda o tercera vez que se consume nuevamente el alimento reintroducido), habrá confirmado que su cuerpo se encuentra mejor, al menos en esos momentos, sin el alimento que ha identificado.

3 Repita el proceso de exclusión para el siguiente artículo de la lista. Continúe trabajando la lista, seleccionando siempre los artículos en orden decreciente de frecuencia. Si encuentra que un alimento en particular le produce algún síntoma, deje transcurrir una semana antes de comenzar a probar el siguiente producto de la lista.

4 Elimine de su dieta cualquier artículo con resultados «positivos» en su experimento de exclusión. Espere al menos seis meses antes de volver a probar los alimentos o bebidas problemáticos. Es posible que para entonces su cuerpo ya se haya desensibilizado y sea capaz de tolerarlos nuevamente, si no de manera continua, al menos una vez cada cuatro o cinco días.

La dieta oligoantigénica

Otra manera de identificar los alimentos a los que pueda haber desarrollado una sensibilización es probando una dieta de exclusión oligoantigénica modificada, que ha demostrado su efectividad en el alivio del dolor, incluida la migraña. Excluya durante tres o cuatro semanas todos los alimentos y bebidas que aquí se mencionan como «prohibidos». Si siente menos dolor después de este período, vuelva a reintroducir aquellos alimentos que solía consumir, dejando transcurrir cuatro a cinco días entre cada reintroducción. Si al reintroducir un alimento en particular los síntomas reaparecen, elimínelo de su dieta durante al menos seis meses. Deje trascurrir cinco días para que su cuerpo elimine cualquier traza del alimento antes de continuar con la reintroducción gradual de los restantes productos excluidos.

Pescado: el pescado blanco y el azul están permitidos; prohibidos los ahumados.

Verduras, legumbres: ninguna está prohibida, pero las personas con problemas intestinales deberían evitar las alubias, las lentejas, las coles de Bruselas y la col.

Frutas: todas están prohibidas, excepto el plátano, la fruta de la pasión (maracuyá), la pera pelada, la granada, la papaya y el mango.

Cereales: el arroz, el sagú, el mijo, el alforfón (trigo sarraceno) y la quínoa están permitidos; el trigo, la avena, el centeno, la cebada y el maíz están prohibidos.

Aceites: girasol, cártamo, linaza y oliva están permitidos; maíz, soja, «vegetal» y de frutos secos (en especial de cacahuete) están prohibidos.

Lácteos: todos los lácteos están prohibidos .

Bebidas: están permitidas las infusiones de hierbas; el té, el café, los batidos de fruta, las bebidas de cítricos y el zumo de manzana. El alcohol, el agua corriente y las bebidas carbonatadas están prohibidos.

Misceláneos: la sal marina está permitida; todos los productos con levadura, chocolate, conservantes, aditivos, hierbas, especias, miel, huevos, margarinas y azúcar están prohibidos.

Complementos/ suplementos

Ya hemos visto que el consumo de EPA (que se encuentra de manera natural en el aceite de pescado y en algunas plantas) y algunas enzimas pueden aliviar el dolor gracias a sus propiedades antiinflamatorias naturales (*véanse* páginas 130-131). También se sabe que es beneficioso aportar suplementos de otros nutrientes que contribuyan a aliviar el dolor (que van desde el calcio y el magnesio hasta las vitaminas del complejo B, así como los ácidos grasos esenciales que se encuentran en el aceite de onagra).

Sin embargo, sólo aprovechará los beneficios de estos suplementos si realmente tiene un déficit del nutriente en cuestión. Por tanto, no siempre resulta aconsejable imponerse estos complementos nutricionales uno mismo. Además, pueden ser caros, y adquirir los que no necesita puede suponer un coste innecesario.

En segundo lugar, algunas vitaminas y minerales, como el selenio y la vitamina B_6, pueden producir reacciones adversas si se excede la dosis recomendada. Para obtener el máximo beneficio de estos complementos, debería consultar a un experto en nutrición, como un dietista, un nutricionista o un naturópata. Al buscar el consejo de los expertos, evitará caer en la trampa de los suplementos innecesarios y potencialmente desequilibrados.

Una vez dicho esto, no hay peligro al consumir un complemento multivitamínico o multimineral bien formulado, para asegurar que se cubren al menos los requisitos básicos del organismo. Además, el calcio y el magnesio contribuirán a la salud de los músculos y los huesos, en particular si los toman las mujeres antes y después de la menopausia para protegerse contra la osteoporosis en años futuros.

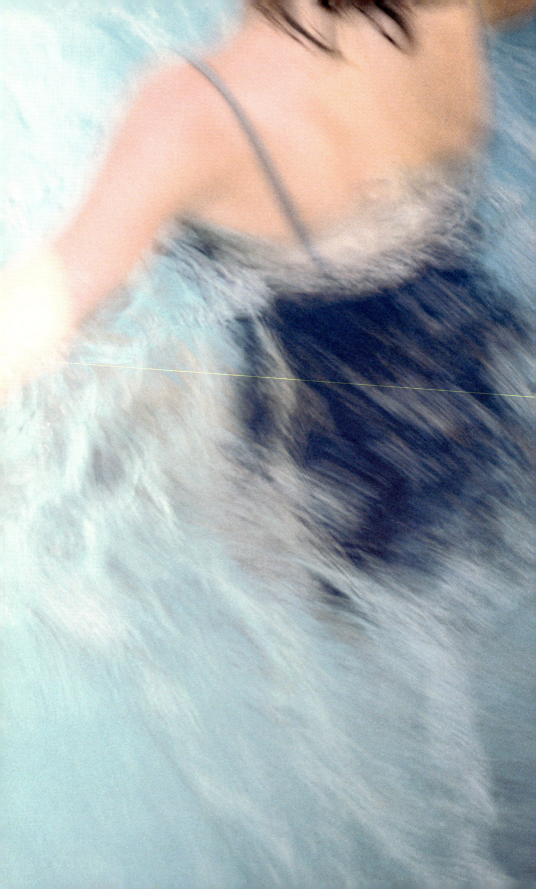

Tipos de dolor

Existen dolores que pueden describirse como «daño agradable» (como el que se experimenta al recibir, por ejemplo, un masaje profundo, cuando las manos del terapeuta llegan a lo que parece ser la fuente de la molestia de una forma satisfactoria) y otros que constituyen una molestia de fondo, o aquellos que ignoramos porque estamos familiarizados con ellos y no suponen una amenaza. Después están aquellos que son desagradables, que dominan el pensamiento e interrumpen las funciones normales. Y, finalmente, están aquellos dolores que se encuentran en puntos intermedios entre estos extremos.

Benjamin Franklin afirmó que las únicas dos cosas ciertas en la vida eran la muerte y los impuestos, pero podía haber añadido el dolor a su lista de incomodidades, porque nadie se escapa de él. Este capítulo presenta algunos ejemplos de dolor, desde el cotidiano hasta el severo, y ofrece consejos específicos sobre la manera de aliviarlos. La esperanza radica en que el mayor conocimiento de las posibles elecciones nos ayudará a hacer frente al dolor de la manera más efectiva posible, para dejarnos tiempo para ipagar los impuestos!

Interpretar las señales

El dolor es inevitable. El sufrimiento es opcional.
Proverbio budista

Una manera de considerar el dolor es como la forma que tiene el cuerpo de comunicar un mal funcionamiento. El dolor se expresa de muchas maneras distintas (puede gritar, puede fastidiar o quejarse). Si presta atención al tono y los matices de este lenguaje, puede llegar a mejorar el conocimiento sobre la naturaleza de su condición, y planificar su recuperación en función de la misma.

Algunos dolores están claramente localizados, y tienen poca influencia sobre su salud en general. Los esguinces, las distensiones, las quemaduras, los hematomas, los dolores articulares y los cambios osteoartríticos localizados, producto del sobreesfuerzo o de un accidente, pueden recibir un tratamiento acorde a lo que son (dolores locales). Los dolores localizados agudos pueden mejorar en cuestión de días o semanas, si no se agravan durante las fases de recuperación natural. Los problemas locales crónicos de larga duración, como la artritis de muñeca o rodilla, requieren una evaluación para verificar la manera de modificar los patrones de uso cotidiano para reducir el esfuerzo sobre la articulación. También debería considerar si estos problemas pueden aliviarse con estrategias como la hidroterapia, la acupuntura, el ejercicio, el tratamiento manual directo, la medicación o la modificación de los hábitos dietéticos.

Otros dolores pueden estar producidos por procesos que afectan al cuerpo en su totalidad. En estos casos, será prácticamente inevitable adoptar un enfoque más amplio, considerando las influencias nutricionales, emocionales, hormonales, circulatorias u otras que engloben a todo el organismo. Entre los problemas generalizados que producen dolor se encuentran la artritis reumatoide y la fibromialgia, que requiere un tratamiento global de la persona (mente y cuerpo), así como para aliviar los síntomas localizados (*véase* Sensibilización central, páginas 20-22).

Otros dolores combinan elementos locales y generales, como el dolor ciático en la pierna derivado de una lesión en la espalda; o el dolor de un punto gatillo que se experimenta en un lugar, pero está accionado por un músculo distante; o un dolor de ca-

beza originado por tensión cervical. Es necesario trabajar con un profesional médico para encontrar la causa del dolor (actuar localmente es sólo una solución temporal).

Al mismo tiempo que se estudia si un dolor es local, general o reflejo, debería evaluar si es agudo o crónico. Las estrategias de tratamiento variarán dependiendo de las respuestas a las preguntas del recuadro de la página 146. Si es agudo, no aplique ningún tratamiento que pudiera aumentar la inflamación u otros síntomas agudos, o que pudiera interferir en la curación del tejido. Los problemas crónicos requieren un enfoque distinto. Por ejemplo, para aliviar el dolor producido por articulaciones o músculos que se han contracturado con el tiempo, puede probar los métodos habituales de estiramiento y refuerzo focalizados. Cabe ahora hacer un comentario sobre la inflamación. Éste es un aspecto clave del proceso de recuperación. Si produce dolor, puede elegir reducirlo a niveles de mayor comodidad a través de las estrategias naturales como la hidroterapia o los cambios de alimentación, más que con la medicación. Como

Inferior: Los estiramientos pueden contribuir a aliviar el dolor de articulaciones o músculos contracturados; consulte a su médico para que le asesore en la elección del programa de autoayuda más adecuado para su problema.

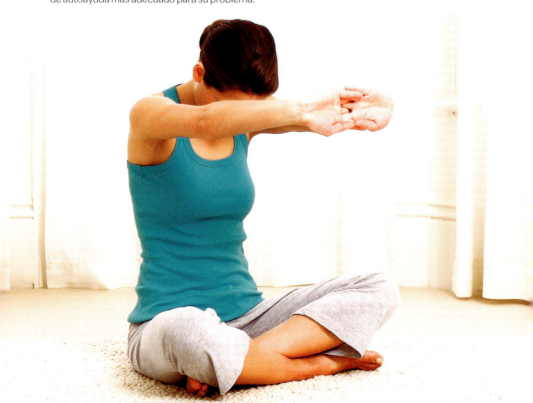

Comprender su dolor

Las siguientes preguntas le ayudarán a analizar su dolor de una forma metódica, ya sea para prepararse para una consulta o para elaborar sus estrategias de autoayuda.

- ¿Qué provoca mi dolor?
- ¿El dolor es constante o intermitente?
- Si no es constante, ¿hay alguna actividad que parece desencadenarlo?
- ¿Es local, o es parte de un proceso general, o una combinación de ambos?
- ¿Es un dolor reflejo causado por otra parte de mi cuerpo?
- ¿Es un dolor agudo, crónico o un rebrote agudo de un problema antiguo?
- Si el dolor es agudo, ¿el área dolorida muestra inflamación?
- ¿Qué alivia el dolor? ¿Qué lo empeora?
- ¿Qué puedo hacer para contribuir al proceso de curación? ¿Qué debo evitar?
- ¿Cuál es la mejor manera de implicarme en todos los sentidos para enfrentarme a mi dolor, y superar las limitaciones que éste me impone?

hemos visto, existen muchas estrategias que pueden ofrecer alivio al dolor, incluidos la relajación y los métodos de visualización, una mejor nutrición y la actividad aeróbica. Todas ellas reducen el estrés, mejoran la circulación y contribuyen a potenciar los sistemas de defensa y recuperación del cuerpo. También existen numerosos métodos específicos y locales.

La capacidad que tiene el cuerpo de recuperarse de las enfermedades y un funcionamiento alterado, la homeostasis, es nuestra mayor garantía de salud. Es nuestro «médico interno», y podemos ayudar eliminando los obstáculos para conseguir la salud. Las tres características clave examinadas en los dos primeros capítulos resultan esenciales para enfrentarnos a cualquier dolor (debemos entender el proceso del dolor, lograr cierto control sobre el mismo y ejercer el poderoso dominio de la mente sobre el cuerpo).

Dolores comunes

Por suerte, la experiencia con el dolor para la mayoría de las personas se limita a los pequeños golpes, hematomas, picaduras, cortes y quemaduras. La lista mostrada a continuación incluye algunas de las causas más comunes del dolor «menor», junto con algunas medidas de primeros auxilios que podrían ser útiles.

Para tratar los **hematomas**, disuelva uno o dos gránulos homeopáticos de árnica 30 CH (disponible en muchas farmacias o tiendas especializadas) bajo la lengua cada 30 minutos hasta que el malestar comience a remitir.

Para tratar una **quemadura o escaldadura**, elimine en primer lugar la fuente de la quemadura y cualquier prenda de ropa o joyería en la zona de la herida. Si la quemadura es de origen eléctrico, acuda a los servicios de urgencia. Si el área afectada tiene menos de 2,5 cm de diámetro, puede curarla usted mismo. Si es mayor, acuda a los servicios de emergencia. Coloque la quemadura bajo el grifo inmediatamente y manténgala allí durante al menos 10 minutos, y más si es posible, hasta que pueda conseguir ayuda médica. Nunca utilice mantequilla, aceite o grasa sobre una quemadura fresca y no rompa ninguna ampolla. Cúbrala con una gasa fina hasta que acuda al experto. Utilice un apósito con aceite de lavanda diluido una vez iniciada la recuperación.

Para aliviar los **calambres musculares**, estire el músculo inmediatamente o encuentre el punto central del calambre y aplique una fuerte presión con los pulgares hasta notar el alivio. Compruebe su equilibrio nutricional, en particular los niveles de sodio, calcio y magnesio, acudiendo a un experto cualificado.

Para encontrar la causa de un **afta bucal**, es probable que deba acudir al médico. Sin embargo, para una primera cura podría ser de utilidad lo siguiente: coloque un sobre de té húmedo sobre la úlcera durante el mayor tiempo que pueda; o si es posible, aplique un cubito de hielo sobre la zona de la úlcera.

La inhalación de vapor es una manera útil de aliviar la dolorosa **sinusitis**. Vierta agua hirviendo en un cuenco y añada una gota de aceite de pino o eucalipto. Ponga la cara sobre el cuenco, cubriendo la cabeza con una toalla, durante 10 a 15 minutos. Repita este tratamiento varias veces al día. El dolor producido por la congestión de los senos nasales

también se alivia tarareando (canturreando) con fuerza (intente enfocar la vibración en el área del dolor), ya que esta acción libera óxido nítrico de los tejidos de la nariz, lo que facilita el proceso de descongestión.

Las picaduras de insecto más comunes son las de abejas y avispas. Si le pica una abeja, elimine el aguijón con unas pinzas (en el caso de las avispas no hay nada que eliminar). Coloque la zona bajo el grifo durante al menos 10 minutos y aplique vinagre o zumo de limón, o una pasta de bicarbonato para neutralizar el veneno. Si muestra síntomas de reacción alérgica acuda a los servicios de urgencias inmediatamente.

Inferior Para aliviar el dolor de los senos nasales inflamados, pruebe a inhalar el vapor de agua mezclado con una gota de aceite de pino o eucalipto.

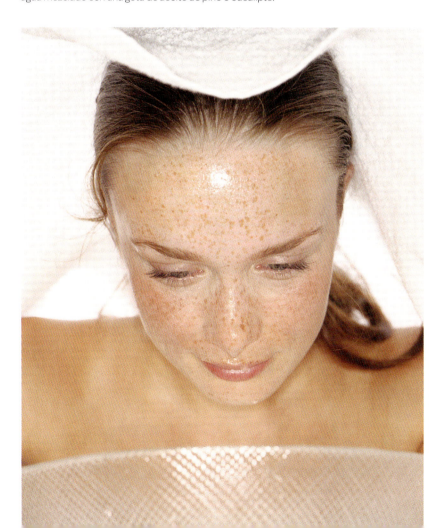

Guía del dolor

En las páginas siguientes mostramos los puntos de dolor más frecuentes en el cuerpo, considerando en cada caso cómo surge el dolor y, al mismo tiempo, sugiriendo las terapias y estrategias más apropiadas, que ya se describieron ampliamente en capítulos anteriores.

Dolores de cabeza

Los dolores de cabeza son comunes, y no suelen ser una amenaza para la vida. Sin embargo, resulta conveniente acudir a la consulta médica si un dolor de cabeza es más intenso de lo habitual (y si, por ejemplo, va acompañado de molestias visuales, fiebre elevada, rigidez o punzadas en el cuello; o si el dolor aparece después de un movimiento repentino o un golpe en la cabeza).

Existen tres tipos principales de dolor de cabeza.

- El **dolor de cabeza tensional** se caracteriza por el dolor (rara vez pulsante) y una sensación de tirantez en las sienes (o bien en la parte superior o posterior de la cabeza), así como malestar en el cuello y/o los hombros.

- La clásica **migraña** suele ser unilateral, con un dolor intenso (pulsante, palpitante o punzante) que puede durar varias horas o días. Las migrañas pueden ser precedidas por un aura de luces centelleantes, por náuseas o una extremada sensibilidad a la luz. La causa de las migrañas aún es desconocida (el desencadenante pueden ser los cambios atmosféricos, las luces brillantes o intermitentes, un suceso estresante o un alimento en particular). Si los ataques coinciden con la menstruación, podrían estar provocadas por un desequilibrio hormonal.

- Al igual que las migrañas, las **cefaleas en racimo** suelen ser unilaterales, pero a diferencia de la mayoría de migrañas, se presentan sin previo aviso. Suelen durar alrededor de una hora, y entre los síntomas se incluyen dolor agudo en el ojo, sien, cara y cuello, y en ocasiones dientes y hombros. Las cefaleas en racimo suelen ser más comunes en

los hombres, y a menudo se acompañan de sudores, mucosidad y lagrimeo, lo que sugiere una intolerancia alimentaria o un trasfondo alérgico.

Algunos tratamientos son adecuados para los tres tipos de dolor de cabeza. Entre ellos se incluyen la relajación y los métodos de visualización, en especial el entrenamiento autógeno y la biorretroalimentación (*biofeedback*). Algunos aceites de aromaterapia, en particular la lavanda y la manzanilla, pueden reforzar el proceso de relajación, al igual que las infusiones balsámicas de hierbas como la manzanilla, el romero, la lavanda y el jengibre. La digitopuntura y la acupuntura también pueden ser eficaces, aunque para las migrañas será necesario realizar una serie de sesiones, porque una única no suele dar resultados.

Algunas terapias son particularmente efectivas para el dolor de cabeza postensional. Por ejemplo, muchos de estos dolores son ocasionados por la actividad de los puntos gatillo, y así se benefician del tratamiento manual de los músculos que albergan estos gatillos. La hidroterapia suele ayudar, sobre todo la alternancia de aplicaciones calientes y frías en la base del cuello, o una compresa «caliente» en la frente, o la parte posterior del cuello combinada con un baño caliente de pies. Al nivel más simple, debería mantenerse caliente y descansar, comer alimentos ligeros y evitar el alcohol.

El descanso también es importante para las migrañas, pero es mejor mantenerse fresco que caliente. Entre otras estrategias se encuentran el masaje y la manipulación, en especial de la parte superior del cuello, empleando métodos osteopáticos, quiroprácticos o craneosacrales. Los estudios han demostrado que estas técnicas pueden evitar las migrañas (en algunos casos de forma permanente), y también pueden contribuir a evitar las crisis. La presión sobre los puntos gatillo en las sienes, base del cráneo o base del cuello puede ser eficaz, sobre todo si aumenta o reproduce sus síntomas en los inicios.

Los comprimidos de artemisa (o comer una hoja cada día) reducen la frecuencia e intensidad de las migrañas en algunos individuos, pero no son de utilidad una vez la migraña ha comenzado. Los estudios han demostrado que el *petasites* alivia las migrañas

Los analgésicos que no requieren receta médica y otros medicamentos con receta para la migraña pueden contribuir al alivio del dolor de cabeza. Sin embargo, la mayoría tienen efectos secundarios como las náuseas y la somnolencia. El uso regular de medicación contra la migraña también parece incrementar la frecuencia de las crisis

Evitar la cefalea tensional

Si se aplica antes de que el dolor de cabeza aparezca por completo, este método puede evitar las cefaleas tensionales, pero no las migrañas o las cefaleas en racimo.

- Ponga 9 litros de agua caliente (no hirviendo) en un recipiente para introducir ambos pies. Añada entre 1 y 2 cucharaditas de mostaza en polvo al recipiente, mezcle bien y sumerja sus pies hasta los tobillos.
- Envuelva una bolsa grande de guisantes congelados en una toalla y colóquela detrás de su cuello. (Si se sienta en una silla erguida contra la pared, puede apoyarse sobre la toalla que contiene los guisantes.)
- Mantenga la posición unos 10 minutos y después recuéstese y descanse.

y en muchos casos evita su recurrencia. Las migrañas se evitaron en más del 60% de quienes las padecían y emplearon el complemento nutricional conocido como coenzima Q10 (CoQ10).[1]

Los defensores de la homeopatía afirman haber obtenido buenos resultados con las migrañas (pero siempre bajo el consejo de un experto).

Algunos alimentos parecen provocar las migrañas, por lo que debería registrar en su diario de dolor todo lo que comió en las 12 horas anteriores a la crisis. Entre los principales sospechosos se encuentra el café; el alcohol; los alimentos ricos en tiramina; los que tienen un alto contenido en nitritos; los alimentos ricos en glutamato monosódico (MSG); y los edulcorantes artificiales. Una dieta oligoantigénica puede ayudarle a identificar a los culpables.

La bajada de azúcar en sangre (hipoglucemia) parece provocar migrañas en algunos individuos, por lo que no es conveniente saltarse las comidas, y debería seguir una dieta equilibrada que excluya los alimentos con un alto contenido en azúcares. Las carencias en algunos minerales y vitaminas también podría ser un factor determinante. Sin embargo, es mejor que consulte a un nutricionista.

Dolor de mandíbula, cara y dientes

El dolor de mandíbula, o que se origina en ella (articulación temporomandibular, o ATM) puede ser muy intenso. El síndrome de la ATM incluye dificultad para abrir la boca en su totalidad y para masticar, así como un molesto crujido y rechinar en la articulación. Los músculos de la articulación pueden contener puntos gatillo activos, que pueden tratarse manualmente empleando el masaje neuromuscular, inyecciones de analgésicos o acupuntura.

Entre las causas del dolor en la ATM se encuentran los desequilibrios dentales (maloclusión) que pueden corregir algunos especialistas dentales, sobre todo aquellos especializados en la terapia craneosacral. Los hábitos posturales que afectan al cuello y cabeza (por ejemplo, al sentarse inclinando los hombros y la cabeza hacia adelante) también pueden contribuir al dolor. Si éste es el caso, debería consultar a un quiropráctico, osteópata especializado, fisioterapeuta o un experto en reeducación postural, del tipo Pilates o técnica Alexander. El uso excesivo de la goma de mascar, así como el hábito de rechinar los dientes (bruxismo), a menudo relacionados con la ansiedad, son otros factores potenciales. El bruxismo puede contrarrestarse llevando una protección plástica, en especial durante la noche. La relajación, el entrenamiento autógeno y la visualización ayudarán a aliviar el estrés psicológico que puede constituir la causa de los problemas de la ATM.

La presión sobre los puntos de acupuntura en la piel entre el pulgar y el índice de cada mano, más cercana al índice que al pulgar, puede aliviar la odontalgia, la cefalea y la ATM. Presione con firmeza con el otro pulgar a intervalos de hasta un minuto. (No presione las zonas inflamadas, la piel con heridas o las venas varicosas.)

Pruebe estos primeros auxilios en caso de odontalgia: lávese los dientes con frecuencia empleando media cucharada de sal (o cinco gotas de tintura de mirra) disuelta en un vaso de agua caliente; o aplique aceite de clavo o brandy a la zona dolorida usando un aplicador con turunda de algodón. La TENS (electroestimulación nerviosa transcutánea) y la acupuntura también pueden ayudarle a corto plazo.

Triatlón para su mandíbula

Esta rutina en tres fases para aliviar el dolor de la ATM es fácil de seguir, tres veces al día. Aunque los resultados varían entre individuos, debería esperar una reducción en el dolor mandibular después de una semana.

1 Siéntese con un codo sobre una mesa y sujetando la mandíbula con el puño cerrado. Repose (no presione) la punta de la lengua sobre la zona central de sus incisivos inferiores (para asegurar que la mandíbula se abre y cierra simétricamente). Intente abrir la boca oponiendo resistencia con el puño, lo que debería ralentizar la apertura, aunque no detenerla. Abra y cierre la boca 5 veces, lentamente, oponiendo resistencia; y después abra y ciérrela cinco veces más, despacio, sin la oposición de la mano. Asegúrese de que los dientes inferiores se mantengan detrás de los superiores al cerrar, manteniendo la lengua como se describe más arriba durante todo el ejercicio.

2 Relájese y abra la boca lentamente hasta el máximo de su capacidad sin sentir dolor, para estirar los músculos que controlan la mandíbula. Manténgase así durante 5 a 10 segundos. Repita el estiramiento una vez más.

3 Siéntese de forma erguida, coloque la punta de la lengua lo más atrás posible en el paladar. Mientras la lengua está en esta posición, abra y cierre la boca lenta y suavemente unas cuantas veces con la mayor amplitud posible sin sentir dolor. Así activará unos músculos en particular (músculos retrusores) y contribuye a reducir la tensión sobre ellos.

Dolor cervical y de hombros

A menos que haya sufrido una lesión específica, el dolor cervical y de hombros suele estar causado por un hábito postural que tensa los músculos en esta zona. El culpable más habitual es la postura de hombros caídos y cabeza inclinada hacia adelante. Conforme los músculos se vuelven gradualmente más tensos, también desarrollan puntos gatillo, que pueden transmitir dolor a tejidos más distantes. Evite las posturas sedentes y yacentes, que agravan el problema, y elija un mobiliario bien diseñado; utilice almohadas que refuercen el cuello al dormir. El tratamiento debería estar dirigido a estirar los músculos tensos, desactivar los puntos gatillo, tonificar los músculos más debilitados y mejorar la postura (*véase* página siguiente). Los fisioterapeutas, los quiroprácticos, los osteópatas especializados y los terapeutas del masaje neuromuscular pueden ser de gran utilidad.

Otra fuente de dolor en el cuello y los hombros es la lesión conocida como «latigazo cervical», a menudo causada por un accidente de tráfico. Por lo general, estas lesiones se curan en unos cuantos meses, pero el daño a las estructuras nerviosas más delicadas, discos y articulaciones puede conducir a un dolor crónico. En pocos casos, los pequeños músculos en la base del cráneo se ven tan severamente afectados que llegan a atrofiarse, produciendo fibromialgia. Consulte a un experto si tiene una lesión cervical de este tipo. Entre los métodos que pueden ayudarle a recuperarse se encuentran: la acupuntura y la TENS (electroestimulación nerviosa transcutánea); las medidas antiinflamatorias de carácter nutricional y de hidroterapia; la terapia manual y el ejercicio (como el Pilates), así como los ejercicios de relajación y visualización aplicados por uno mismo.

Los que realizan una respiración clavicular automáticamente estresan los músculos escalenos entre los hombros y el cuello. Es posible que se desarrollen puntos gatillo en esta zona, transmitiendo el dolor al cuello y a la cabeza. El aprendizaje de la respiración lenta y diafragmática contribuirá a aliviar el sobreesfuerzo de estos músculos (*véanse* páginas 64-71).

Muchos tipos de dolor en el cuello, incluso el latigazo cervical, pueden incluir puntos gatillo activos. Intente utilizar la técnica de la liberación postural (*véanse* páginas 101-102) para tratar estos puntos gatillo.

Reequilibre su postura

Muchos de nosotros pasamos largos períodos de nuestra jornada laboral sentados frente a un escritorio, encorvados sobre nuestro trabajo en papel o un teclado de ordenador. Éstas, entre otras actividades, pueden conducir a una postura desequilibrada, con los hombros caídos, que fuerzan la cabeza hacia delante. El siguiente ejercicio debería ayudarle a aliviar los músculos del cuello y hombros, tensos como resultado de este tipo de postura. Realícelo cada hora durante todo el tiempo que permanezca sentado a un escritorio.

1 Siéntese en el borde de una silla o taburete, apoyando los pies en el suelo, ligeramente más separados que sus caderas, con los dedos apuntando ligeramente hacia afuera.

2 Bajando un poco el mentón, deje que sus brazos cuelguen hacia abajo, con las palmas hacia el frente.

3 Mientras inspira, gire los brazos de manera que los pulgares queden apuntando hacia atrás, y estire los dedos. Al mismo tiempo, levante el esternón ligeramente hacia adelante y hacia arriba, y arquee ligeramente la parte inferior de la espalda. Mientras espira poco a poco, relájese y deje que sus manos vuelvan a la posición original. Repita 5 veces.

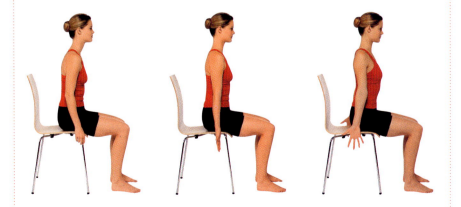

Los brazos y las manos son particularmente susceptibles a las lesiones por movimientos repetitivos, entre los que se incluyen la tenosinovitis («codo del tenista») y el síndrome del túnel carpiano (que afecta a la mano y la muñeca).

Si trabaja en un escritorio, puede seguir estos pasos para minimizar las probabilidades de desarrollar estos síndromes:

- Evite teclear durante más de cuatro horas al día.
- Realice estiramientos suaves (sin causar dolor) durante 3 minutos cada media hora.
- Permanezca atento a su postura, la altura de su escritorio y la posición de los equipos, como el ordenador.
- Realice ejercicio de manera regular.
- Controle sus niveles de estrés.

Si desarrolla un problema por sobreesfuerzo puede tratarlo con reposo (y en ocasiones inmovilizando la muñeca), fisioterapia o incluso cirugía (por ejemplo, para liberar los nervios que han quedado atrapados). Si la zona está inflamada, reduzca la inflamación con dieta e hidroterapia (sobre todo con una venda fría). Cualquier punto gatillo que ocasiona el dolor debería desactivarse, utilizando, por ejemplo, el masaje neuromuscular o la acupuntura.

Si el dolor es severo, las inyecciones de cortisona pueden ser una opción. Sin embargo, las aplicaciones repetidas pueden debilitar los tejidos. Antes de emplear cortisona, debería probar otros métodos más conservadores, como la reeducación ergonómica y postural, la TENS, la acupuntura o el trabajo corporal (siempre bajo la supervisión de un experto).

Alivio para el «codo de tenista»

Este ejercicio utiliza la técnica de la energía muscular (*véanse* páginas 104-107) para aliviar el dolor de la parte interna del codo. (Puede ser causado por cualquier actividad que implique un empleo excesivo de la articulación del codo.) Si realiza este ejercicio una vez al día, debería mejorar después de una semana.

1 Siéntese colocando el codo afectado sobre una mesa, con el antebrazo en posición vertical y la palma hacia el frente, y doble suavemente la muñeca hacia atrás con la otra mano, de manera que los dedos apunten hacia su cara. Dóblela hasta donde no sienta dolor. Con la muñeca en esta posición, utilice la otra mano para oponerse al intento de volver a colocar la muñeca en su posición neutra. Mantenga esta ligera contracción isométrica de los músculos flexores del antebrazo durante 7 a 10 segundos.

2 Relájese y presione ligeramente la palma de la mano que está siendo tratada para doblarla un poco más allá de lo que lo hizo en el primer paso. Estire los músculos flexores de esta manera durante al menos 20 segundos.

3 Repita los pasos 1 y 2 al menos una vez más.

4 Ahora estire los músculos en el otro lado de su antebrazo de la misma manera, comenzando con la palma hacia abajo y con los dedos apuntando hacia su cara.

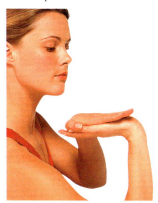

Dolor de espalda

Ningún dolor provoca más visitas al médico que el de espalda, aunque, incluso sin tratamiento, habitualmente remite en unas cuantas semanas. Sin embargo, si el dolor persiste durante más de dos o tres semanas, debería buscar el consejo de un profesional, ya que la lista de causas potenciales es muy amplia, entre las que se encuentran los problemas de disco; los nervios pinzados; las articulaciones irritadas, restringidas o inflamadas; la irritación o espasmo muscular; o la actividad de un punto gatillo. En ocasiones, el dolor de espalda persistente puede derivar de otros problemas internos, como una enfermedad renal o de la vesícula.

Los consejos para tratar un dolor de espalda dependerán de la causa. Sin embargo, existen unos principios generales. Sobre todo, no haga nada que intensifique el dolor. Es importante establecer la diferencia entre «dolor» y «dolorimiento». Unos estiramientos suaves (*véase* página 160) pueden doler un poco, pero mientras no agraven el dolor existente, es poco probable que le hagan daño, y es muy posible que le ayuden.

Evite el reposo absoluto o el uso de un respaldo durante más de unas cuantas horas, a menos que se lo haya aconsejado un experto o el dolor sea extremadamente intenso. Los músculos en desuso pierden masa y fuerza con rapidez, lo que irá en detrimento de la recuperación. La rehabilitación para un dolor crónico de espalda suele exigir el refuerzo de la musculatura espinal y abdominal, lo que requiere el consejo y las instrucciones de un experto, como un osteópata, un fisioterapeuta o un quiropráctico, que de manera ideal deberían trabajar en colaboración con un profesor de Pilates.

Existen varias medidas específicas para cualquier tipo de dolor de espalda, como la desactivación de los puntos gatillo (consulte a un terapeuta neuromuscular o masajista). La acupuntura y la TENS también pueden aliviar el dolor de espalda crónico, aunque sólo de manera temporal.

Vista de perfil, la columna vertebral está curvada en forma de «S». En posición erguida (cuando el lóbulo de su oreja se encuentra a la altura de su empeine), las curvas naturales de su columna están adecuadamente sujetas por los músculos de la espalda.

Si el dolor se debe a la tensión de los músculos en cualquier lado de la columna vertebral, pruebe a recostarse sobre dos pelotas de tenis en un calcetín (atado), de tal manera que una de ellas se encuentre a cada lado de la columna.

Moviéndose lentamente sobre las pelotas, puede ejercer presión directamente sobre los puntos tensos que necesita relajar. Utilice esta técnica con la frecuencia que estime útil, realizando siempre a continuación un estiramiento suave del área dolorida.

La hidroterapia puede aliviar el dolor de espalda de varias maneras: las compresas de hielo y «calientes» relajan los músculos tensos; las aplicaciones alternadas de calor y frío mejoran la circulación; y el hielo reduce la inflamación. Evite las compresas calientes.

Si el dolor está agravado por la inflamación, pruebe las dietas antiinflamatorias. Si le afectan el estrés y la ansiedad, pueden ser de utilidad los métodos de relajación.

Inferior Un masaje realizado por un terapeuta profesional puede ayudarle a aliviar el dolor de espalda, sobre todo si está dirigido específicamente a los puntos gatillo.

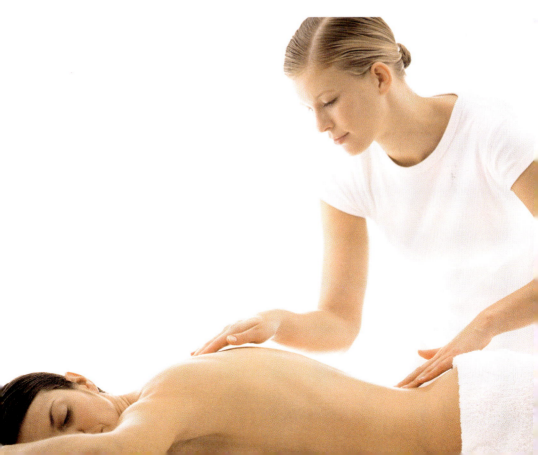

Estiramientos de espalda

Los estiramientos pueden aliviar el dolor de espalda si el problema es muscular. Este ejercicio es un ejemplo sencillo del tipo de estiramiento que suele ser eficaz. Sin embargo, si observa que agrava el dolor, no continúe. Si, por el contrario, el ejercicio parece aliviar el dolor de espalda, realícelo 2 o 3 veces cada día. Como preparación, aplique una compresa de hielo en el área dolorida durante 5 minutos, o utilice un espray refrigerante (disponible en farmacias) durante 5 a 10 segundos.

1 Estirado boca arriba, con una toalla doblada bajo la cabeza, flexione las rodillas, apoye los pies en el suelo y coloque una mano en cada rodilla. Inspire, y cuando espire, presione ligeramente el estómago hacia la columna. Al mismo tiempo, dirija sus rodillas hacia los hombros (no el pecho) hasta que sienta un ligero estiramiento (no dolor) en la espalda. Mantenga esta posición, respirando, con la parte baja del abdomen ligeramente tensada hacia la columna, durante 4 o 5 ciclos respiratorios (inspirar y espirar).

2 Cuando espire, empuje sus rodillas un poco más hacia los hombros. Mantenga la posición hasta 3 minutos, y reléjese con las rodillas flexionadas y los pies en el suelo.

Alternativa: Si este ejercicio de estiramiento agrava el dolor, intente ponerse de pie y arquee la espalda ligeramente hacia atrás, colocando ambas manos en la cintura como apoyo. Si se siente mejor de esta manera, realice este estiramiento 2 o 3 veces al día, durante uno o dos minutos cada vez. También puede realizarlo estirado boca abajo en el suelo o la cama.

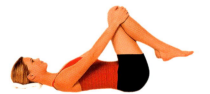

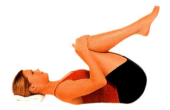

Dolor torácico

El dolor en el pecho suele provocar preocupación, ya que con frecuencia se asocia a los problemas cardíacos. Sin embargo, es más probable que este dolor se relacione con los músculos situados entre las costillas (músculos intercostales) que con el corazón. Si no respiramos adecuadamente (*véanse* páginas 64-71), estos músculos pueden desarrollar puntos gatillo y estar bajo estrés, limitando la amplitud de movimiento de las costillas. Al corregir la respiración, el dolor intercostal debería remitir. El dolor de una angina de pecho (que suele manifestarse en el brazo izquierdo) tiende a permanecer inmutable, incluso cuando respiramos de manera adecuada. Así pues, si le preocupa la causa del dolor en el pecho, inspire y espire intensamente un par de veces (si el dolor cambia, es posible que el corazón no sea la causa). Si tiene dudas, consulte al médico.

El dolor torácico que empeora durante el reposo puede deberse a un problema o inflamación digestivos, y debería acudir al médico. Si tiene dolor en el pecho sin una causa obvia, y es asmático o acaba de tener un episodio de tos, puede reducir el dolor a través de una combinación de masaje y otros tipos de trabajo corporal, los métodos de liberación postural autoaplicables (*véanse* páginas 101-102) y los estiramientos. El dolor en el pecho también puede deberse a problemas en la columna vertebral (pero deberían ser confirmados por un especialista adecuado).

Los métodos que por lo general alivian el dolor de los músculos tensos en el pecho incluyen la TENS, la acupuntura, una compresa «caliente» y todos los métodos de relajación.

Si tiene una tos dolorosa, vierta dos gotas de aceite de hisopo en un recipiente con agua caliente. Cubra su cabeza y el recipiente con una toalla, coloque la cara sobre el vapor e inhale lentamente durante 10 minutos.

Dolor vesical, prostático y abdominal

Si siente un dolor con ardor al orinar, es posible que tenga una **cistitis**. Debería acudir al médico, quien probablemente le recetará antibióticos, pero mientras tanto, aumente el consumo de líquidos, en especial de agua, que no debe ser inferior a 2 litros al día, y tome cápsulas de extracto de arándano o beba zumo de arándanos (sin azúcares añadidos). Los arándanos contienen sustancias naturales que potencian la eliminación de bacterias de la vejiga. Varios tipos de infusión de hierbas, incluidas la de buchú y perejil, también suelen ser útiles.

Una **hipertrofia prostática** puede provocar dificultad al orinar, así como dolor o dolor con ardor al orinar. Acuda al médico si presenta estos síntomas. Los suplementos de zinc, los extractos de bayas de Serenoa (o sabal), *Pygeum africanum* o raíz de ortiga

Inferior Tomar zumo de arándanos sin azúcares añadidos, tan pronto tenga la sensación de quemazón al orinar, puede ayudar a evitar que se agrave la infección de vejiga.

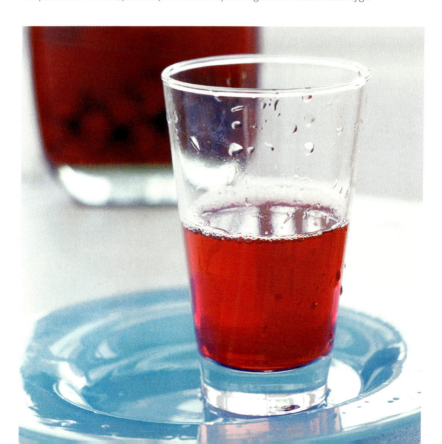

durante varios meses pueden aportar beneficios a largo plazo. Puede obtener un alivio más inmediato, aunque temporal, con un masaje prostático (realizado por un profesional adecuado).

El **dolor abdominal** puede ser el resultado de tantas alteraciones distintas que sólo es posible realizar comentarios generales en este apartado. Estos consejos para unos primeros auxilios no sustituyen a una visita a un especialista.

Gran parte de los dolores abdominales tiene un origen psicológico. El esfuerzo emocional tiende a producir un tipo de respiración rápida y superficial (clavicular). Esto, a su vez, significa que traga más aire, lo que ocasiona distensión y, en ocasiones, el agravamiento de dolores abdominales ya existentes producidos por afecciones como la hernia de hiato. Muchos métodos de relajación, como la relajación muscular progresiva, la meditación, la visualización y la respiración lenta y profunda (diafragmática), pueden ser de gran ayuda.

Diversos tipos de dolor abdominal responden bien a los remedios herbales. Por ejemplo, las propiedades antiespasmódicas de la menta pueden aliviar los calambres gástricos. Ésta puede tomarse en forma de infusión, gotas o cápsulas. Pruebe el jengibre, la manzanilla, el aloe vera o el olmo americano (en forma de té, extracto o polvo) como tratamiento de los trastornos digestivos. El lentisco en polvo (obtenido de una resina producida por el arbusto *Pistacia lentiscus*) es más eficaz que la mayoría de los antibióticos para la eliminación de la bacteria que produce la úlcera gástrica. Puede aliviar el dolor asociado a un colon irritable (colon espástico) tomando zumo de aloe vera, olmo americano en polvo (preparando una pasta con agua) o cápsulas de carbón activado.

Una compresa «caliente» alrededor del abdomen y la parte baja del pecho puede ayudar a aliviar el dolor de estómago y las molestias abdominales en general. O puede pedir a su pareja o a un amigo que masajee su espalda o abdomen con aceite esencial de lavanda o manzanilla. Sin embargo, asegúrese de no aplicar el masaje directamente sobre los tejidos u órganos inflamados.

La hidroterapia proporciona un remedio excelente para los problemas de vejiga, riñón y próstata. Haga la prueba en un baño «neutro» (*véanse* páginas 86-89) de 20 a 40 minutos, o consulte a un experto.

Dolor ginecológico y de parto

Por motivos de seguridad, la mayoría de los **dolores ginecológicos** requieren una investigación y atención médica, pero presentamos aquí un breve resumen de algunas medidas temporales de autoayuda.

Para aliviar el dolor pélvico y los calambres, pruebe los métodos de relajación física y mental (por ejemplo, el entrenamiento autógeno y la visualización), así como el masaje, o la presión sostenida de un pulgar o una pelota de tenis en la parte baja de la espalda. Los métodos de hidroterapia, como una compresa «caliente» en la cintura, también suelen ser de ayuda, mientras que entre los remedios herbales se encuentran el viburno americano y la bola de nieve ingeridas como tinturas (busque el consejo de un médico fitoterapeuta cualificado) o una infusión de raíz de jengibre.

El dolor pélvico crónico suele ser causado por puntos gatillo en los músculos de la parte baja del abdomen o de la parte superior del muslo, u otros internos. La desactivación de estos puntos, con métodos como la técnica de energía muscular (*véanse* páginas 104-107), puede erradicar los síntomas. En Estados Unidos, unas 100 mujeres con dolor pélvico crónico se sometieron a un tratamiento de puntos gatillo. Éste eliminó los dolores pélvicos del 90 % de las mujeres, que un año más tarde prácticamente no tenían dolor.

Si sufre irritación vaginal, o dolor a consecuencia de una candidiasis, pruebe los supositorios vaginales con aceite de árbol de té o caléndula, o mezcle acidophilus (un microorganismo «benigno», disponible en polvo o cápsula en las tiendas especializadas) en un yogur activo y aplique la mezcla en un tampón. Es posible que las estrategias dietéticas y los suplementos (como los probióticos) sean de ayuda, en particular si sigue una dieta baja en azúcares. Consulte a un nutricionista cualificado o a un naturópata.

Muchas medidas no farmacológicas pueden reducir los **dolores de parto**: dar a luz en una bañera con agua; la acupuntura; las técnicas de respiración (en especial la tranquilizadora, *véase* página 69); la relajación y la visualización. La visita a un osteópata

Una infusión de hojas de frambuesa, un antiguo remedio popular, tomada unos días antes del parto y durante el mismo, alivia el dolor sin interferir en la intensidad de las contracciones.

una vez al mes en el último trimestre reducirá las molestias de este último período y preparará a su pelvis y espalda para el parto. Un baño «neutro» de no menos de 20 minutos es relajante.

Su compañero durante el parto puede ayudarle a aliviar el dolor aplicando presión directa con el pulgar en las zonas blandas del sacro (en la base de la columna), y en la misma espalda justo debajo de la última costilla. Una vez que las contracciones hayan comenzado, intente presionar firmemente la zona blanda que se encuentra a una mano por encima de la parte interna del tobillo (bazo6 en medicina china), durante hasta 5 minutos cada media hora (este punto no debería estimularse antes de la semana 38 de gestación). El ejercicio de digitopuntura de la página 152 también puede ser útil. Si va a dar a luz en una clínica, debería hablar de estos métodos «alternativos» con antelación.

Inferior Un baño «neutro» (a temperatura corporal) alivia el dolor durante el embarazo. Muchas mujeres también utilizan el agua para reducir el dolor durante el parto.

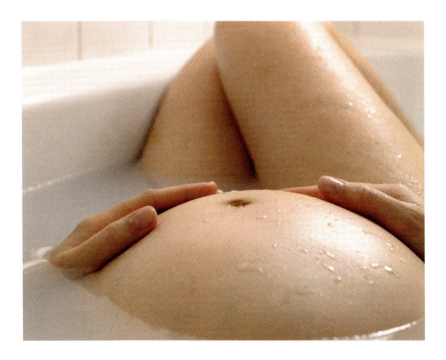

Dolor generalizado

El dolor generalizado exige una atención general (estrategias constitucionales e integrales). Los métodos que ofrecen un efecto calmante sobre el cuerpo en su totalidad, como la acupuntura, el masaje de relajación, la biorretroalimentación (*biofeedback*), la meditación de la conciencia plena, el entrenamiento autógeno y el reentrenamiento respiratorio pueden aliviar (aunque sólo de forma temporal) cualquiera de las alteraciones comentadas a continuación.

Las causas de la **fibromialgia**, un dolor muscular crónico, son complejas, y con frecuencia tienen su origen en una predisposición genética que se agrava por uno o más factores, como un traumatismo, una alteración bioquímica (como, por ejemplo, un desequilibrio en la hormona tiroides) o un trastorno emocional severo. La sensibilización central se habrá asentado, y se requerirán estrategias adecuadas para evitar que la situación se agrave, a la vez que se intenta reducir el dolor de las áreas periféricas más sensibles, y que alimentan el proceso de sensibilización.

El tratamiento debe ser, de hecho, muy suave, para evitar nuevas exigencias a unos sistemas corporales ya de por sí sobrecargados. Las estrategias deben ir dirigidas a las causas de la fibromialgia, así como a aliviar el dolor y la fatiga constantes que caracterizan esta patología. Además de las terapias generales mencionadas, podría probar el reequilibrio hormonal tiroideo (si es adecuado, y bajo supervisión médica); los métodos manipulativos no invasivos, como las técnicas de liberación postural (*véanse* páginas 101-102); los ejercicios aeróbicos progresivos, con una monitorización muy cuidadosa, y los métodos de refuerzo del sueño.

Similar a la fibromialgia, el **síndrome del dolor miofascial,** es el resultado de la acción de puntos gatillo múltiples. Éstos suelen desactivarse con un masaje neuromuscular, acupuntura o métodos de estimulación intramuscular. Sin embargo, también hay que atacar las causas de la actividad de los puntos gatillo (que suele estar relacionada con el estilo de vida, la postura, la respiración, la dieta y otros temas relacionados con el estrés).

Las sensaciones de ardor, hormigueo o dolor, asociadas al **dolor neurológico** crónico, pueden deberse a una inflamación (neuritis), irritación o pinzamiento (neuralgia), o a una enfermedad del sistema nervioso central, como la esclerosis múltiple. Entre otras causas se encuentra la infección, como en el caso de la culebrilla (herpes zóster), y enfermedades como la diabetes, el cáncer o la artritis. Es posible aliviar el dolor neurológico tomando suplementos de complejo vitamínico B, o hierbas como la pasiflora (pasionaria, maracuyá), la valeriana o la piscidia (*Piscidia erythina*), aunque siempre bajo supervisión de un especialista médico.

El método de la contrairritación también puede contribuir al tratamiento del dolor neurológico. Pruebe a aplicar un extracto de pimienta de cayena sobre un área de dolor crónico. En el caso de las dolorosas cicatrices que deja la culebrilla (herpes zóster), aplique un extracto de chile rojo. Tenga paciencia, ya que puede requerir un par de días para que los beneficios sean evidentes.

La **osteoartrosis** es fruto del desgaste de las articulaciones. En las primeras etapas, hay mucho por hacer para mantener un buen funcionamiento a través del trabajo corporal (estiramientos y movimientos) con cuidado de no irritar las articulaciones. Si tiene sobrepeso, debería perderlo, para evitar el sobreesfuerzo de las articulaciones. También puede beneficiarse de la hidroterapia (por ejemplo, compresas y baños de sulfato de magnesio) y otras medidas nutricionales, entre las que se encuentran la reducción del consumo de grasas animales; los suplementos de ácido eicosapentanoico (EPA), sulfato de glucosamina y condroitin sulfato; y el consumo de hierbas como el harpagofito (la raíz seca y pulverizada, o en tintura) o el tanaceto (coma una hoja al día).

La inflamación de las articulaciones que caracteriza a la **artritis reumatoide** puede aliviarse siguiendo una dieta baja en proteínas y azúcar, pero alta en EPA (*véanse* páginas 130-131). Entre los restantes tratamientos útiles se encuentran la TENS (a una intensidad elevada) y los ejercicios suaves que mantienen el tono muscular sin irritar las articulaciones inflamadas.

Una pulsera de cobre puede aliviar el dolor ocasionado por la artritis reumatoide. El cobre, absorbido a través de la piel, ayuda a proteger las membranas de las articulaciones y los fluidos que las lubrican y se ven afectados por la enfermedad.

Trabajo en curso

No importa lo lento que vayas, siempre y cuando no te detengas.
Confucio (551-479 a. C.)

La planificación de una estrategia para reducir el dolor exige el conocimiento del origen del problema. Al familiarizarse con la naturaleza, las causas y la progresión habitual de su enfermedad, puede elegir, con conocimiento, los ejercicios, los tratamientos manuales, la medicación, la dieta, y la gestión del esfuerzo, entre otras cosas.

Una vez establecido el plan general, en colaboración con un médico o profesional de la salud, objetivo y con los conocimientos suficientes, puede pasar a tratar los detalles. Su diario del dolor debe convertirse en el eje de cualquier proyecto de gestión del dolor (*véase* el recuadro de la página siguiente). Prepare una lista de acciones (citas a concertar con terapeutas o entrenadores, y equipo o material para adquirir, por ejemplo, una unidad de TENS, aceites esenciales, hierbas o suplementos nutricionales).

Sin embargo, puede encontrarse con que el cumplimiento del plan resulta más difícil de lo que había supuesto en la fase de organización. Después de unas cuantas semanas, puede comenzar a cuestionarse lo que está haciendo. Para mantener un enfoque positivo, motívese (recuérdese sus objetivos, establezca sus metas, felicítese por cada uno de sus logros, sin importar lo pequeños que sean).

La rehabilitación y la recuperación requieren tiempo, además de un esfuerzo dirigido para evitar agravios comparativos mientras se dedica a reforzar el proceso de curación. Entender los mecanismos implicados en ella supone una gran ayuda, que es lo que este libro puede ofrecerle, junto con las lecturas recomendadas. Usted es el único que puede reunir toda la información según sus necesidades, mientras se apoya en la ayuda que le ofrecen los demás.

El camino a seguir para controlar el dolor en ocasiones puede parecer interminablemente largo, pero mire hasta dónde ha llegado ya.

Mirando atrás y hacia adelante

Resulta vital que reevalúe regularmente su plan inicial para aliviar el dolor, abandonando algunos métodos, modificando otros o introduciendo nuevas estrategias para seguir el ritmo de las circunstancias cambiantes. Repase su diario a una hora fija cada semana. Cambie su rutina de acuerdo con estas observaciones. Incluso los métodos que parecen funcionar bien requieren una revisión, y quizás una revitalización. Por ejemplo:

- Cambie sus ejercicios de relajación para que no se conviertan en repetitivos (introduzca alguno nuevo o modifique los ya existentes).
- Incluya afirmaciones nuevas que reflejen la evolución de su recuperación y de su actitud (de esta manera se asegurará de que las frases continúen teniendo sentido y que no se vuelvan automáticas).
- Una vez que los músculos tensos se hayan relajado, modifique sus ejercicios de estiramiento para que mantengan, y no incrementen, la longitud de sus músculos.
- Conforme mejore su estado físico, debería incrementar la intensidad de sus ejercicios aeróbicos (con cuidado de no exceder el esfuerzo cardíaco).
- Si ha excluido algunos alimentos específicos de su dieta, reintrodúzcalos después de seis meses para verificar si ha superado su sensibilidad hacia ellos.
- Manténgase al día de los nuevos estudios leyendo informes, participando en foros en la red y discutiendo estos temas con sus amigos y su familia.

No subestime la importancia de su diario del dolor. Le resultará indispensable. Al mirar atrás, comprobará lo que funcionó y lo que no lo hizo (todo se convertirá en información esencial para decidir el siguiente movimiento en su viaje hacia una salud mejor y la reducción de su dolor).

Lecturas adicionales

Bruce, Barbara, *Mayo Clinic guide to Pain Relief,* Mayo Clinic Health Solutions: Rochester, 2008

Chaitow Leon, *Fibromyalgia and Muscle Pain,* Thorsons: Londres, 2011 (nueva edición)

—*Maintaining Boy Balance, Flexibility & Stability,* Churchill Livingstone: Philadelphia, 2003

Davies, Clair; Davies, Amber y Simons, David, G. *The Trigger Point Therapy Workbook,* New Harbinger Publications: Oakland, 2004 (segunda edición)

DeLaune, Valerie, *Trigger Point Therapy for Headaches and Migraines,* New Harbinger Publications: Oakland, 2008

Gloth III, F. Michael, *Handbook of Pain Relief in Older Adults* (Aging Medicine), Humana Press: Nueva York, 2010 (segunda edición)

Kabat-Zinn, Jon, *Mindfulness Meditation for Pain Relief,* Sounds True: 2009 (CD)

Lewandowski, Michael J., *The Chronic Pain Care Workbook,* New Harbinger Publications: Oakland, 2006

Schatz, Mary Pullig; Iyengar, B. K. S. y Connor, William, *Back Care Basics: A Doctor's Gentle Yoga Program for Back and Neck Pain Relief,* Rodnell Press: Berkeley, 1992

Shlomo, Vaknin; Yourell, Robert A. y Raz, Arin, *Pain Away: Advanced Mental Techniques for Immediate & Long Lasting Relief,* Inner Patch Publishing: Praga, 2010

Stone, Victoria, *The World Best Massage Techniques,* Fair Winds Press: Minneapolis, 2010

Wise, David y Anderson, Rodney, *Headache in the pelvis,* National Center for Pelvic Pain research: Occidental, 2010 (sexta edición revisada)

Referencias

COMPRENDER EL DOLOR

[1] Butler, D. y Moseley L., *Explain Pain,* NOI Group Publishing: Adelaida, 2003

[2] Woolf, C. «Central sensitization: Implications for the diagnosis and treatment of pain», *Biennial Review of Pain* 152 (3) (2011): S2-15

[3] Nijls, J. *et al.,* «Recognition of central sensitizacion in patients with musculoskeletal pain: Application of pain neurophysiology in manual therapy practice», *Man Ther* 15 (2010): 135-141

[4] Affaitati, G.; Costantini, Rl,; Fabrizio A. *et al.,* «Effects of treatment of peripheral pain generators in fibromyalgia patients», *European Journal of Pain* 15 (1) (2011): 61-69

[5] Ge, H. Y. *et al.,* «Contribution of the local and referred pain from active myofascial trigger points in fibromyalgia syndrome», *Pain* 147 (2009): 233-240

[6] Kindler, L. *et al.,* «Risk factors predicting the development of widespread pain from chronic back of neck pain», *Journal of Pain* 11 (12) (2010): 1320-1328

[7] Rennefeld, C. *et al.,* «Habituation to pain: Further support for a central component», *Pain* 148 (3) (2010): 503-508

ACTITUDES POSITIVAS

[1] Baudic, S. *et al.,* «Interaction between apathy and mental flexibility on pain coping strategies in fibromyalgia», Exposición de carteles/*European Journal of Pain* 12 (2009): S55-285

[2] Farber, E. *et al.,* «Resilience factors associated with adaptation to HIV disease», *Psychosomatics* 41 (2000): 140-146

[3] Finer, B., «People in pain», *Pain* 121 (1-2) (2006): 168

[4] West, C. *et al.,* «Family resilience: Towards a new model of chronic pain management», *Collegian* 18 (2011): 3-10

[5]**Walsh, F.,** *Strengthening Family Resilience,* The Guilford Press: Nueva York, 2006 (segunda edición)

[6]**Vance, C.** «Enhance patient compliance by targeting different learning styles», *Podiatry Today,* 16 (8) (2003): 28-29

ENCONTRAR LA PAZ

[1]**Glazer, H. I.,** «Dysesthetic volvodynia: Long-term follow-up after treatment with surface electromyography-assisted pelvic floor muscle rehabilitation», *J.Reprod. Med* 45 (2000): 198-802

TERAPIAS COMPLEMENTARIAS

[1]**Cao, H.** *et al.,* «Medicinal cupping therapy in 30 patients with fibromyalgia: A case series observation», *Forsch Komplementmed* 18 (3) (2011): 122-126

[2]**Montes-Molina, R.** *et al.,* «Interferential laser therapy in the treatment of shoulder pain and disability from musculoskeletal pathologies: A randomized comparative study», *Physiotherapy* (2011). En prensa

[3]**Somboonwong, J.** *et al.,* «The therapeutic efficacy and properties of topical Aloe vera in termal burns», *Journal of the Medical Asociation of Thailand* 87 (4) (2004): 69-78

[4]**Adkison, J.,** «The effect of topical arnica on muscle pain», *The Annals of Pharmacotherapy* 44(10) (2010): 1579-1584

[5]**Cichoke, A.** «The use of proteolytic enzymes with soft tissue athletic injuries», *American Chiropractor* (1981): 32

[6]**Gagnier, J.** *et al.,* «Herbal medicine for low pack pain: A Cochrane review», *Spine* 32 (1) (2007): 82-92

[7]**Srivastava, J.** *et al.,* «Health promoting benefits of chamomile in the elderly population» en *Complementary and Alternative Therapies and the Aging Population,* Elsevier: Oxford, 2009

[8]**Chaieb, K.** *et al.,* «The chemical composition and biological activity of clove essential oil, Eugenia caryophyllata (Syzigium aromaticum L. Myrtaceae): A short review», *Phytotherapy Research* 21 (6) (2007): 501-506

[9]**Giannetti, B.** *et al.,* «Efficacy and safety of comfrey root extract ointment in the treatment of acute upper or lower back pain: Results of a double-blind, randomized, placebo controlled, multicentre trial», *British Journal of Sports Medicine* 44 (9) (2010): 637-641

[10]**Romm, A.,** *et al.,* «Menstrual wellness and menstrual problems» en *Botanical Medicine for Women's Health,* Elsevier: Edinburgo, 2010, 97-185

[11]**Reyes-Gordillo, K,** «Curcumin protects against acute liver damage in the rat by inhibiting NF-kappaB, proinflammatory cytokines production and oxidative stress», *Biochimica et Biophysica Acta,* 1770 (6) (2007): 989-996

[12]**Warnock, M.,** «Effectiveness and safety of Devil's Claw tablets in patients with general rheumatic disorders», *Phytotherapy Research* 21 (12) (2007): 1228-1233

[13]**Grzanna, R.,** «Ginger: An herbal medicinal product with broad anti-inflammatory actions», *Journal of Medicinal Food* 8 (2) (2005): 125-132

[14]**Dillard, J., Knapp, S.,** «Complementary and alternative pain therapy in the emergency department, *Emergency Medicine Clinics of North America* 23 (2) (2005): 529

[15]**Vakilian K.** *et al.,* «Healing advantages of lavender essential oil during episiotomy recovery: A clinical trial», *Complementary Therapies in Clinical Practice* 17 (1) (2011): 50-53

[16]**Galeotti, N.** *et al.,* «St. John's Wort reduces neuropathic pain through a hypericin-mediated inhibition of the protein kinase C and activity» *Biochemical Pharmacology* 79 (9) (2010): 1327-1336

[17]**Bashir, S.** *et al.,* «Studies on the antioxidant and analgesic activities of Aztec marigold (Tagetes erecta) flowers», *Phytotherapy Research* 22 (12) (2008): 1692-1694

[18]**Beer, A.,** «Willow bark extract (Salicis cortex) for gonarthrosis and coxarthrosis: Results of a cohort study with a control group», *Phytomedicine,* 15 (11) (2008): 907

ALIMENTARSE CORRECTAMENTE

[1]Li S., Micheletti, R., «Role of diet in rheumatic disease», *Rheumatic Disease Clinics of North America* 37 (1) (2011): 119-133

[2]Beauchamp, G. et al, «Phytochemistry: Ibuprofen-like activity in extra-virgin olive oil», *Nature* 437 (2005): 45-46

[3]Juge-Aubry, C. *et al.*, Adipose tissue: A regulator of inflammation«, *Best Practice & Research Clinical Endocrinology & Metabolism* 19 (4) (2005): 547-566

[4]Berg, A., Scherer P., «Adipose tissue, inflammation and cardiovascular disease», *Circulation Research* 96 (2005): 939

[5]Esposito, K. *et al.*, «Effect of a Mediterranean-style diet on endothelial dysfunction and markers of vascular inflammation in the metabolic syndrome», *Journal of the American Medical Association* 292 (12) (2004): 1440-446

[6]Alpay, K. *et al.*, «Diet restriction in migraine, based on IgG against foods: A clinical double-blind, randomized, cross-over trial», *Cephalalgia* 30 (7) (2010): 829-837

TIPOS DE DOLOR

[1]Rozen, T. *et al.*, «Open label trial of coenzyme Q10 as a migraine preventive», *Cephalalgia* 22 (2) (2002): 137-141

índice

Imágenes y agradecimientos

El editor desea dar las gracias a las siguientes personas, museos y archivos fotográficos por su permiso para reproducir sus materiales. Se han tomado todas las precauciones posibles para encontrar a los propietarios de los derechos. Sin embargo, si hemos omitido alguno, pedimos disculpas y, si nos informan, realizaremos la corrección pertinente en una futura edición.

Clave
DBP = Duncan Baird Publishers **Getty** = Getty Images

Página 2 BreBa/Getty; **10** Scott Barrow/Corbis; **17** Jules Selmes/DBP; **24** Bernd Vogel/Corbis; **27** Cathrine Wessel/Corbis; **33** Dave y less Jacobs/Blend Images/Corbis; **38** Craig Tuttle/Design Pics/Corbis; **41** Jules Selmes/DBP; **43** Mina Chapman/Corbis; **47** Alan Thornton/Getty; **53** Jules Selmes/DBP; **56** Helena Inkeri/Getty; **61** Jules Selmes/DBP; **62** Jules Selmes/DBP; **67** Jules Selmes/DBP; **69** Jules Selmes/DBP; **73** Jules Selmes/DBP; **75** Jules Selmes/DBP; **76** Per Makitalo/Getty; **79** Tafari k. Stevenson-Howard/Getty; **83** Jeremy Maude/Getty; **87** Jules Selmes/DBP; **88** Ocean/Corbis; **90** Luca Tettoni/Corbis; **93** Matthew Ward/DBP; **94-5** Matthew Ward/DBP; **97** Matthew Ward/DBP; **102** Matthew Ward/DBP; **105** Keith Levit/Design Pics/Corbis; **106** Matthew Ward/DBP; **109** Steve Cole/Getty; **112** Beau Lark/Corbis; **115** Jon Feingersh/Blend images/Corbis; **116** Matthew Ward/DBP; **119** Huw Jones/Getty; **123** Cocoaloco/Getty; **124** Koichi Saito/amanaimages/Corbis; **127** Matthew Ward/DBP; **128** Bob Stefko/Getty; **131** Paul McCormick/Getty; **134** Simon Smith y Toby Scott/DBP, **137** Simon Smith y Toby Scott/DBP; **138** Simon Smith y Toby Scott/DBP; **140** Simon Smith y Toby Scott/DBP; **142** Garry Wade/Getty; **145** Jules Selmes/DBP; **148** Justin Pumfrey/Getty; **151** Jules Selmes/DBP; **153** Cavan Images/Getty; **155** Matthew Ward/DBP; **157** Matthew Ward/DBP; **159** Matthew Ward/DBP; **160** Matthew Ward/DBP; **162** Henrik Freek/Getty; **165** Image Source/Corbis; **169** Justin Pumfrey/Carrie Beecroft/Getty.